면역력 필수 시대

당신의 면역력은 안녕 하십니까?

내 몸의 수호천사 '면역력'

이제 '개인 건강'은 개인이 지켜야 할 때!

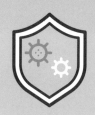

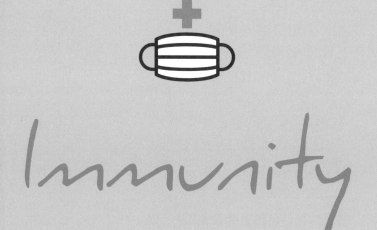

Immunity

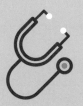

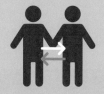

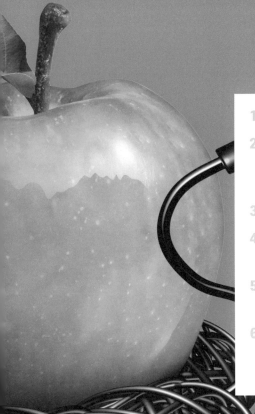

CHAPTER 1

내 몸의 수호천사
'면역력'

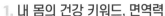

1. 내 몸의 건강 키워드, 면역력

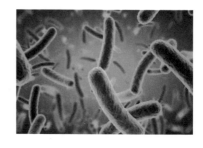

●●●● 우리는 하루에도 수없이 많은 미생물을 접하면서 살아간다. 컴퓨터 키보드, 엘리베이터 버튼, 버스 손잡이, 우리가 입고 있는 옷에도 수많은 미생물이 존재한다. 그리고 이들을 통해 우리 몸에 병을 일으킬 수 있는 세균이나 바이러스가 몸속에 들어오기도 한다. 물론 그렇다고 해서 모든 사람이 병에 걸리는 것은 아니다. 신비하게도 우리 몸은 스스로를 보호할 수 있는 강한 방어 체계를 갖고 있기 때문이다. 그것이 바로 '면역'이다.

면역(免疫·immune system)의 사전적 정의는 인체에서 바이러스 등의 감염이나 질병에 맞서 싸우는 물질을 만드는 체계다. 면역은 선천적으로 획득한 면역과 경험을 통해서 기억된 병원체와 싸울 수 있는 면역, 두 가지로 나뉜다. 태어날 때부터 가지고 있던 선천 면역은 처음 보는 병원균과 싸울 수 있다. 반면에 예방 접종이나 죽은 균을 몸 안에 주입하면 균의 특성을 기억하고 있다가 같은 병원체가 들어오면 싸우는 후천 면역이 있다.

면역은 타고난 인간 유전자와 다양한 유인균(유효성 인체 균)의 동맹으로 완성된다고 볼 수 있다. 그리고 이들은 면역계의 일원으로 우리를 지키기 위해 최전선에서 싸우고 있다. 일반적으로 면역력이 좋으면 항체를 생성하고, 병든 세포를 제거하는 세포를 만들어 질병을 잘 이겨 낼 수 있다. 인체 면역계는 생물학적 역사 기간 동안 다양한 미생물과의 수많은 만남 속에서 다듬어진 오랜 진화의 산물이다.

언뜻 이해가 쉬워 보이지만, 한 걸음만 더 들어가 보면 매우 복잡한 과학 분야다.

인체의 면역을 담당하는 세포는 골수에서 만들어지며, 침입자를 격퇴하는 단백질(항체)과 그것의 주요 특징(항원)을 기록하는 기억 세포로 이루어진다. 그리고 이 기억 세포 덕분에 백신을 만들 수가 있다. 다시 말해 백신은 병원성이 없는 병원체의 일부, 즉 항원이고, 이를 미량 투입해 기억 세포를 만들어 대비하게 하는 것이 예방 접종 백신의 원리다.

면역 시스템이 건강한 사람은 아무리 많은 세균과 바이러스가 우리 주위에 있더라도 질병에 잘 걸리지 않는다. 주변을 둘러보면 늘 감기를 달고 사는 사람이 있는가 하면, 어떤 바이러스가 유행해도 질병에 걸리지 않는 사람이 있다. 이는 면역 체계의 견고함이 다르기 때문이다. 또 놀라운 사실은, 우리 몸에는 매일 수천 개 이상의 암세포가 만들어지는데도 모든 사람이 암에 걸리지는 않는다는 것이다. 이 또한 자연 치유 능력인 면역력이 돌연변이에 의해 생겨난 암세포를 발견 즉시 제거해 버리기 때문이다. 암세포를 잡아먹는 면역 세포가 암세포보다 숫자가 많고 활발하기 때문이다. 이처럼 면역력은 우리 몸에 침범한 병원체나 독소 등을 없애 주는 아주 중요한 역할을 한다.

'면역력'은 외부의 세균, 바이러스, 곰팡이 등 다양한 균에 대해 우리 몸을 지켜 주는 인체 방어 시스템이다. 면역 세포가 많을수록 병원균과 잘 싸워 이길 수 있다. 문제는 이러한 면역 기능이 떨어졌을 때이다. 면역력이 저하되면 문제가 심각해진다. 세균이나 박테리아, 바이러스 등의 침범에 속수무책 당할 수밖에 없다.

지속적인 스트레스, 불균형한 식생활, 과음 등은 면역을 저하시킨다. 면역력이 떨어지면, 염증도 잘 낫지 않고, 감기와 같은 잔병치레를 자주 겪게 되며, 대상 포진, 단순 포진 등 감염병에 취약해진다. 또 암과 같은 중한 질병의 위험에 노출될 가능성도 높아진다. 물론 유전적인 배경과 사람의 기저 질환, 평소의 건강 상태 등이 중요한 영향을 미치는 만큼 반응 정도 역시 다양하다.

우리나라는 2017년 고령 사회로 진입했다. UN 보고서에 따르면 머지않아 우리나라는 초고령 사회에 진입할 것으로 예측된다. 아무리 오래 살더라도 질병의 후유증으로 골골대며 오래 사는 것은 그 누구도 원하지 않는 삶일 것이다. 건강 수명이 중요해진 이유다. 이제 인체의 면역 시스템은 외부 환경이나 스트레스로부터 자신을 지키기 위해 더 오랜 기간 역할을 감당해야 한다. 나이가 들수록 면역력을 높이는 습관을 철저히 지켜야 하는 이유다.

의학자들은 모든 병의 근원을 면역 기능이 약화되는 데서 비롯된다고 본다. 면역력은 가벼운 증상부터 중증 질환인 암까지 모든 질환과 관련이 있는 만큼 건강을 위해서는 면역력을 높이려는 노력이 특히 중요하다 하겠다.

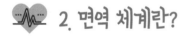

2. 면역 체계란?

면역 체계는 병원균, 기생충, 암세포와 같은 외부의 침입 인자로부터 우리 몸을 보호하기 위한 방어 체계. 우리 몸의 면역 체계는 감염원에 초기 반응하는 선천 면역(innate immunity)과 후기에 작용하는 후천 면역(acquired immunity)으로 나눌 수 있는데, 이 둘은 상호 밀접하게 작용한다.

선발대 역할을 하는 선천 면역은 균이 우리 몸속에 들어온 것을 실시간으로 인식해 몇 시간 내에 공격하는 역할을 한다. 후발대 역할에 속하는 후천 면역은 선발대 세포에 의해 죽지 않고 계속 몸 안에 잔존하는 균을 찾아내어 청소하는 역할을 한다고 보면 된다. 후천 면역의 임파구는 균이 없어진 후에도 기억 세포로 바뀌어 지속적으로 우리 몸속을 돌며 같은 균이 침입했을 때, 그 균의 모양을 기억하고 있다가 바로 죽이는 기능을 한다.

✅ 선천 면역(innate immunity)

외부 물질이 감염되기 전부터 몸속에 존재하고 있는 자연 면역으로, 해로운 외부 물질에 대한 인체의 첫 반응이다. 피부, 점막 상피 세포, 점액 등 인체의 물리적 방어 체계를 침입하는 감염원에 신속하게 반응한다. 곤충에서 사람에 이르기까지 폭넓은 생물에 있다. 선천 면역계에 참여하는 중요한 세포들은 다음과 같다.

선천 면역 세포

- **호중구**(neutrophil) - 호중구는 혈액에서 가장 먼저 이동하는 세포로, 식작용을 포함한 다양한 기전을 통해 병원체의 억제와 제거에 관여한다. 병원체에 대한 항체나 보체 단백질에 의해 옵소닌 작용(opsonization)이 일어나면 호중구의 식작용이 증대된다.

- **대식 세포**(macrophage) - 대식 세포는 다양한 감염 자극에 의해 활성화된다. 활성화된 대식 세포는 식작용 활성이 증가되어, 감염체의 사멸 능력이 증대되고 다양한 염증 매개 물질을 분비한다. 또한 세포 표면의 주 조직 적합성 복합체(major histocompatibility complex ; MHC)의 발현을 촉진하고, 이를 통해 보조 T세포(helper T cell)에 항원을 제시함으로써 선천 면역과 적응 면역의 공조를 유도한다.

- **NK**(natural killer)**세포** - NK세포는 감염에 대응하는 첫 번째 역할을 수행한다. 감염 세포를 용해하여 감염원을 효과적으로 제거하며, 적응 면역이 활성화되기 전까지 바이러스의 초기 감염을 제어하는 역할을 한다. NK세포는 감염된 숙주 세포와 감염되지 않은 숙주 세포를 구별할 수 있으며, 감염된 세포들을 표적으로 세포 자살(apoptosis)을 유도한다. 이러한 능력은 NK세포 표면에 발

현되어 있는 억제 수용체 및 활성 수용체에 의한 세포 신호 전달을 통해 유도
된다.

- **수지상 세포**(dendritic cell) - 수지상 세포는 보조 T세포와 상호 작용함으로써
선천 면역계의 다른 세포들보다 훨씬 광범위하게 선천 면역과 적응 면역의 기
능 공조를 유도한다. 성숙된 수지상 세포는 MHC class Ⅰ과 class Ⅱ 분자를
통해 보조 T세포와 세포 독성 T세포를 활성화할 수 있다.

✅ 후천 면역(acquired immunity)

선천 면역이 위험을 제거하지 못할 때, 그다음 수순의 방어 체계다. 다시 말해
질병에 걸렸거나 예방 접종 등을 통해 얻어지는 면역을 말한다. 선천 면역과는 다
르게, 후천 면역은 특정 병원체에 특정한다. 후천 면역은 장기적인 보호 기능을
제공한다. 예를 들면, 홍역에서 회복되어 후천 면역을 가진 사람은 일반적으로 홍
역으로부터 평생 면역을 갖는다. 하지만, 모든 병에 다 올바르게 후천 면역을 갖
게 되는 것은 아니다. 수두의 예를 들면, 후천 면역 시스템은 침입한 수두 병원균
과 그 병원균이 생성하는 독성 물질을 파괴한다. 하지만, 후천 면역은 유해한 물
질을 완벽하게 구별해 낼 수 없다. 그래서 수두에 후천 면역이 생긴 사람은 다른
물질에 알레르기 등이 생길 수 있다. 후천 면역은 각 항원에 특정적으로 반응하
며, 항체 매개 면역과 세포 매개 면역으로 구분한다.

- **항체 매개 면역** - B세포로 알려진 면역 세포가 항체를 생산하여 혈액과 다른
조직 안으로 분비한다. 항체가 병원균이나 알레르기 유발 특정 항원을 인지하
고 결합하여 파괴한다.

- **세포 매개 면역** - T세포에 의존하는 면역으로, T세포는 감염된 세포나 식세

포(해로운 미생물을 집어삼킴)에 의해 활성화된다. 가슴 부위의 흉선(Thymus gland)이라는 기관이 T세포의 성장을 담당한다. 세포 매개 면역에 관여하는 세 가지 중요한 T세포는 다음과 같다.

- 도움 T세포 : 다른 면역 세포들을 도와준다. B세포에 의한 항체 생산을 촉진하고, 다른 세포들이 병원균과 감염된 세포를 인지하고 죽이는 것을 도와준다.
- 세포 독성 T세포 : 자연 살해 세포처럼 이물질, 감염 세포, 암세포와 같은 비정상 세포들을 직접 공격하여 제거한다.
- 조절 T세포 : 면역 반응을 조절하거나 마치도록 도와준다. 이 작용은 조직의 파괴를 최소화하고 자가 면역 질환과 알레르기 같은 과잉 면역 반응이 발생하지 않도록 예방한다.

자료 : 한국통합생물학회

 ## 3. 면역계 질환

●●●   인체의 면역계는 면역을 억제하고 조절하는 '면역 관용(tolerance)'과 면역을 증진하는 '면역 반응(immunity)'으로 구성된다. 그리고 이 두 가지 면역 작용이 적절한 균형을 이루며 항상성을 유지하게 된다. 그러나 면역 관용의 기능이 면역 반응에 비해 상대적으로 강하거나 이와 반대로 면역 반응 기능이 면역 관용 기능에 비해 강해질 경우 면역학적 불균형이 초래될 수 있다. 면역학적 관점에서 볼 때 질병은 면역 시스템 항상성의 불균형에 의해 나타나는 결과물이라고 볼 수 있다.

  면역 결핍증이 나타나면 정상인들에 비해 감염이 자주 발생하며 훨씬 더 많이 건강을 해치게 된다. 건강한 사람들에겐 별로 심각하지 않은 감염도 면역 결핍증 환자에게는 치명적일 수 있다.

만약, 면역 반응보다 면역 관용 기능이 강해질 경우, 인체 면역계는 암의 발생이나 외부 바이러스 병원성 균 등의 침입이 용이하게 되고, 암 또는 바이러스 및 세균성 질환을 발생시키게 된다. 반대로 면역 반응성이 면역 관용 기능보다 강해질 경우는 자가 면역 질환, 강력한 이식 거부 반응 및 알레르기성 질환과 같은 염증성 질환을 초래하게 된다.

면역계 질환으로는 후천성 면역 결핍, 자가 면역 질환, 전신성 홍반성 낭창, 경피증, 쇼그렌 증후군, 다발성 근염과 피부 근염, 류마티스 다발성 근육통, 측두 동맥염, 결절성 다발 동맥염, 베체트 증후군 등이 있다.

면역 결핍증의 가장 흔한 증상은 잦은 감염이다. 주로 호흡기 감염이 반복된다. 전 세계적으로 발생하는 후천성 면역 결핍 증후군은 영양실조나 인간 면역 결핍 바이러스에 의한 감염과 가장 관련이 많다. 또 '자가 면역 질환'은 세균, 바이러스, 이물질 등 외부 침입자로부터 내 몸을 지켜 주어야 할 면역 세포가 자신의 몸을 공격하는 병이다. 자가 면역은 인체의 모든 장기와 조직에 나타날 수 있는데, 증상이 주로 나타나는 곳은 갑상선, 췌장, 부신 등의 내분비 기관, 적혈구, 결체 조직인 피부, 근육, 관절 등이 있다. 면역 세포들이 우리 몸의 어느 부위를 공격하는가에 따라 증상과 질병이 다양하게 나타난다.

'전신성 홍반성 낭창'도 자가 면역 질환에 해당되며, 자신의 결합 조직을 손상시키는 자가 항체가 만들어지는 병이다. 자가 항체가 만들어지면 조직을 둘러싸고 결합시키는 결합 조직에 염증이 생겨 피부와 관절, 내부 장기까지 손상시킬 수 있다.

'경피증'은 피부, 관절, 내부 장기의 결합 조직이 두꺼워지는 질환이며, '류마티스 다발성 근육통'은 어깨와 둔부 주변의 근육들이 아프면서 경직되는 증상을 보인다.

💓 〰️ 4. 면역력 검사라는 게 따로 있나?

⚫⚫ ✅ NK세포 활성도 검사

평소 면역력을 높여야 건강할 수 있다는 말은 자주
들어 봤어도, 정작 본인의 면역력이 어느 정도인지 확
인할 방법은 잘 모른다. 면역력을 높이기 전에 현재 나
의 면역력 상태가 좋은지 나쁜지부터 알 필요가 있다.
그래서 필요한 것이 바로 'NK세포 활성도 검사'다.

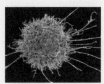

NK세포
선천 면역을 담당하며,
바이러스 감염 세포나
암세포를 공격하는 세포

우리 체내에는 다양한 면역 세포가 존재한다. 그중에서 면역력을 확인하기 위
해 많이 활용되는 면역 세포는 NK(Natural Killer Cell)세포다. 'NK세포 활성도 검사'
를 통해 NK세포의 면역력을 확인할 수 있다. 최근 보고된 몇몇 연구는 NK세포의
수가 적을수록 코로나19 감염에 취약할 수 있다는 것을 시사하기도 했다.

낮은 NK세포 활성도는 낮은 면역력을 의미한다. NK세포 활성도 검사를 통해
암 또는 질병에 대한 저항력을 측정할 수 있다. 건강한 사람도 하루에 수천 개의
암세포가 발생하고, 체내의 면역 세포에 의해 소멸되는 과정이 매일 반복된다. 따
라서 NK세포 활성도가 낮다면 면역력을 높이기 위한 활동을 병행하면서, 수치를
정기적으로 확인할 필요가 있다. 실제로 수치가 500pg/ml 미만일 때 암이 발생하
는 경우가 많아 암 검진을 하는 경우도 있다. NK세포 활성도 검사는 기능 의학 검
사를 취급하는 병원에서 혈액 검사로 진행되는데, 1ml의 혈액만 있으면 충분하다.

NK세포 활성도 수치는 사람마다 다르게 나타난다. 이는 개개인이 유전적으로
각기 다른 면역 시스템을 가지고 있다는 뜻이기도 하다. 또한 면역 시스템은 육체
적 컨디션에 따라서도 다르게 나타날 수 있다. 또 수면 부족, 스트레스의 정도, 면

역 억제제 등의 약물 복용 등도 NK세포 활성도에 영향을 줄 수 있다. 체내 NK세포의 활성도는 20세에 최고에 달하고, 이후 점차 떨어져 60세에는 2분의 1, 80세에는 3분의 1로 줄어든다는 말도 있다. 따라서 체내 NK세포 활성도를 높이는 건강 기능 식품을 꾸준히 챙겨 먹는 것도 효과적이다.

NK세포 활성 저하가 의심되는 경우	NK세포 활성 저하를 보이는 질환
· 각종 성인병이 있는 경우 · 각종 암(악성 종양)이 있는 경우 · 장기간 환경 호르몬에 노출된 경우 · 과도한 스트레스에 노출된 경우 · 감염성 질환에 잘 걸릴 경우 · 흡연 및 과도한 음주를 할 경우 · 만성 피로인 경우 · 가족 구성원이 위 사항에 해당될 경우	· 백혈병 등의 악성 종양(암) · 다발성 경화증 · 신장 질환 · 만성 감염 · 그 밖의 중증 질환 등

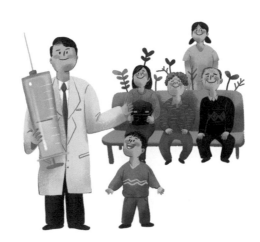

5. 내 면역력 괜찮을까?

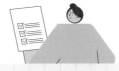

●●● ✔ **면역력 결핍 자가 진단 테스트**

☐ 식사를 불규칙하게 한다.　　☐ 아침에 일어나기 힘들다.

☐ 채소를 싫어하는 등 편식한다.　☐ 불면증이 있거나 자주 깬다.

☐ 외식을 자주 한다.　　　　　☐ 운동을 하지 않는다.

☐ 술을 주 4회 이상 마신다.　　☐ 다이어트를 자주 한다.

☐ 담배를 피운다.　　　　　　☐ 체력이 급격히 떨어짐을 느낀다.

☐ 감기에 자주 걸린다.　　　　☐ 사소한 일에도 짜증이 난다.

☐ 눈이나 입에 염증이 자주 생긴다.　☐ 걱정을 자주 한다.

☐ 상처가 잘 낫지 않는다.　　　☐ 매사 의욕이 없다.

☐ 쉽게 피곤하고 피로가 잘　　☐ 쉽게 스트레스를 느낀다.
　 풀리지 않는다.　　　　　　☐ 일에 집중이 잘 안 된다.

☐ 변비 또는 설사가 잦다.

※ 평가 결과

4개 이하	건강한 편	기존의 생활 패턴을 그대로 유지해도 무방하다.
5~9개	보통	더 이상 면역력이 저하되지 않도록 주의하고 관리를 시작한다.
10~14개	주의 필요	잔병치레가 잦은 편이라면 올바른 식사와 규칙적인 수면, 운동이 필요하다.
15개 이상	면역력이 매우 떨어져 있는 상태	생활 습관을 바로잡도록 노력하고, 정기 검진을 통해 건강 상태 점검이 필요하다.

6. 신종 감염병, 코비드(COVID)-19

●●● 　문명의 발전은 인간에게 많은 편리함을 안겨 주었지만, 생태계의 파괴와 환경 오염 등의 폐해를 불러일으키기도 하였다. 발전의 폐해로 인체의 면역력은 떨어지고, 질병에 대한 자연 치유력은 약화되어 원인 모를 만성 질환과 난치성 질환이 야기되었다.

　2020년, 중국 우한에서 발생한 코로나 바이러스는 전 세계를 패닉에 빠뜨렸다. 코로나 바이러스는 중국 야생 박쥐의 바이러스로부터 유래된 것으로 추정되며, 중국 우한의 재래시장이 발원지로 알려지면서 집중 조명을 받았다. 그리고 치명적인 신종 코로나 바이러스(코로나19)가 어떻게 동물로부터 인간에게 전염됐는지에 대해서 전문가들은 이렇게 추정하고 있다.

　🖊 중국 어딘가에서 야생 박쥐 한 마리가 하늘을 가로질러 날아다닌다. 숲 바닥에 떨어진 박쥐의 배설물에 코로나19 바이러스를 남기게 된다. 야생 동물, 아마도 잎사귀들 사이에서 곤충을 잡으려고 킁킁거리는 천산갑이 배설물에서 감염원에 접촉되어 감염된다. 어쩌다 천산갑이 인간에게 포획되고 감염원에 접촉된 사람이 야생 동물을 사고파는 우한의 재래시장에 나오면서 바이러스는 전파되기 시작한다.

　박쥐는 아주 오래전부터 바이러스와 함께 해 왔다. 인류 문명이 발전하고 숲을 포함한 자연이 인간에게 정복되면서 인간과 박쥐의 생활 영역이 가까워지기 시작했다. 물론 인간에게 바이러스를 옮기는 생명체는 박쥐뿐만 아니라 곤충과 같은 절지동물도 있다. 곤충은 기후 변화에 가장 예민하게 반응하는 생명체다. 모기

신종 감염병 발생지 살펴보기

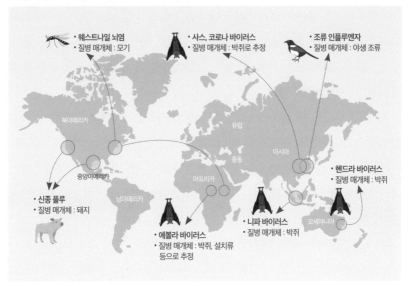

점점 빨라지는 신종 바이러스 주기

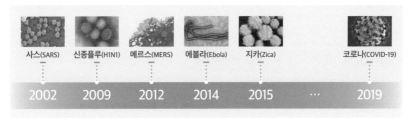

도 예외는 아니다. 바이러스는 전파될 수 있는 환경에 놓이면 빠르게 확산된다.

2002년 중국에서 발생해 전 세계를 공포의 도가니로 몰아갔던 사스, 최근 인간에게까지 전염되는 것으로 알려진 조류 인플루엔자 그리고 해마다 예방 주사를 맞아야 하는 독감까지, 이들의 공통점은 모두 바이러스가 원인이라는 것이다.

특히, 코로나 바이러스 병원체(COVID-19)는 그동안 사람에게서 발견된 적이 없었던 새로운 리보핵산(RNA) 바이러스 병원체다. 우리가 잘 알고 있는 DNA에 비해 RNA는 수시로 자신의 모습을 바꾸는 성질이 있고, 돌연변이 유전자까지 만든다. 실제로 RNA 바이러스는 DNA 바이러스보다 돌연변이 유전자가 생길 확률이 훨씬 높은 것으로 알려져 있다.

세상 그 누구도 이 바이러스가 언제 완전히 사라질지 예측하기 어렵다. 백신이 나오더라도 현재의 팬데믹(감염병 대유행) 상황은 쉽사리 종결되지 못할 것이다. 미래에도 이와 같은 전염병이 도래할 가능성이 높다. 결국 치료제와 백신 개발이 늦어질수록 개인적·사회적 불안감과 혼란을 줄이는 것도 그만큼 늦어질 수밖에 없다.

세계보건기구(WHO)도 "록다운(봉쇄)을 통해 유행을 억제하고, 의료 시스템의 부하를 감소시킬 수는 있지만, 장기적 해결책은 아니다"라고 말한다. 코로나를 물리칠 궁극적인 해법은 안 걸리도록 '방역'하는 게 아니라, '면역'으로 이겨 내는 것이다.

치료제나 백신이 없는 상황에서 바이러스에 대한 위험성을 줄이는 가장 좋은 방법은 면역력을 높이는 것이다. '생활 속 방역이 일상화되는 상황'이 뉴노멀이 될 수 있다는 것에는 이견이 없다. 접촉 경로에 대한 경각심, 자가 격리를 통한 타인 배려, 감염 시 치료에 대한 신뢰, 확진자의 경우 전파되지 않도록 하는 자가 조치 등이 중요하다.

면역은 우리 몸을 지켜 주는 방패와 같은 것이다. 코로나19도 개인 면역력에 따라 증상과 결과가 천차만별이다. 그동안 바이러스 감염 후 완치자들은 모두 면역력으로 병을 이겨 냈다고 해도 과언이 아니다. 그동안 여러 가지 질병에 조금씩 노출돼 면역력이 높은 사람이나 체력적으로 건강한 사람은 약하게 겪고 지나가기도 하지만, 그렇지 못한 사람은 대응 능력이 떨어져 사망에 이르기도 한다. 면역력은 이렇게 감염 여부부터 생사의 차이까지 달라지게 만든다.

이를테면 코로나19의 경우도 심장병, 당뇨, 폐질환 등 기저 질환이 있어 면역 기능이 떨어지는 고령자에게서 더욱 심한 증상이 나타나는 것으로 알려져 있다. 아무래도 나이가 들면 침입한 균을 탐지하고 죽이는 능력이 떨어지기 때문이다.

✅ 보이지 않는 위협, 바이러스

바이러스란 대체 무엇일까? 바이러스는 세균의 50~100분의 1의 크기로 아주 작다. 또, 생존에 필요한 최소한의 단백질과 핵산만을 갖추고 있어 나머지는 외부 생명체에서 얻는다. 이렇게 작은 바이러스가 인간에게 침투하면 독감, 소아마비, 광견병, 에이즈 등 다양한 질병을 일으킨다. 종류에 따라서는 동물의 배설물이나 물, 공기 등을 통해서도 쉽게 확산될 수 있다.

이 바이러스들은 환경에 따라 모습을 자주 바꾸기 때문에 한 번에 퇴치가 불가능하다는 공통점을 갖고 있다. 인류 역사상 새로운 전염병은 늘 있어 왔고, 퇴치가 불가능하거나 매우 까다로운 질병을 일으키는 바이러스는 엄청난 사상자를 낳으며 오랫동안 인간을 위협해 오고 있다.

바이러스의 전염을 막기 위해서는 백신의 개발이 필수적이다. 백신이란 특이적 면역 반응을 유발하고 그로 인해 재감염시 저항하게 하는 모든 예방 접종을 일컫는다. 백신을 만들려면 우선 질병을 일으키는 병원균을 정확히 파악해야 한다. 병원균을 알아낸 후 항체와 항원을 이용해 백신을 제작하게 된다.

4차 산업 혁명 시대라고 하지만 언제 어디서 무슨 생명체가 어떤 방식으로 바이러스를 인간에게 전달할지 예측하기 어렵다. 또, 백신 개발도 말처럼 쉽지 않다. 따라서 백신 개발에만 의존할 게 아니라 평소 바이러스에 감염되지 않도록 청결한 생활 습관을 기르고, 바이러스의 감염 경로를 철저히 파악하여 더 이상 확산되지 않도록 하는 등의 대비책을 세워야 한다. 바이러스는 인간이 과학 기술로 정복해 왔던 그 어떤 자연의 존재보다 강력하다.

✅ 매년 독감 예방 접종을 꼭 해야 하는 이유

독감을 독한 감기 정도로 생각하는 사람이 많다. 그러나 감기와 독감은 의학적으로 완전히 다르다. 감기 때문에 죽는 사람은 거의 없지만, 독감으로 목숨을 잃은 사람은 수없이 많다.

감기는 아데노 바이러스 등이 원인이지만, 독감은 인플루엔자 바이러스에 의해 발병한다. 독감을 일으키는 인플루엔자 바이러스는 인체 내에서 복제를 거듭하면서 세포를 파괴하며, 손상된 세포는 2차적으로 세균에 감염되기 쉽다. 독감에 의한 사망률이 높은 것도 바로 합병증의 발병률이 높기 때문이다. 매년 예방 주사를 맞아야 하는 이유는 해마다 다른 종류의 인플루엔자 바이러스가 유행하기 때문이다. 신종 감염병, 코로나19 백신이 나오지 않은 상태에서 독감까지 유행하게 되면 사태는 더욱 심각해질 것이다. 그러므로 면역력 저하가 있거나 만성 질환자는 반드시 독감 예방 접종을 적기에 받아야 한다.

독감 예방 주사는 독감이 유행하기 최소 2주 전까지는 맞아야 한다. 보통은 접종한지 1주에서 2주 만에 항체가 생성되기 시작하여, 4주 정도 후면 최고조에 달하고, 효과가 지속되는 기간은 보통 5개월에서 1년 정도다. 우리나라에서 주로 독감이 발생하는 시기가 1월~3월인 것을 감안하면, 9월~11월 사이에는 예방 접종을 하는 것이 좋다.

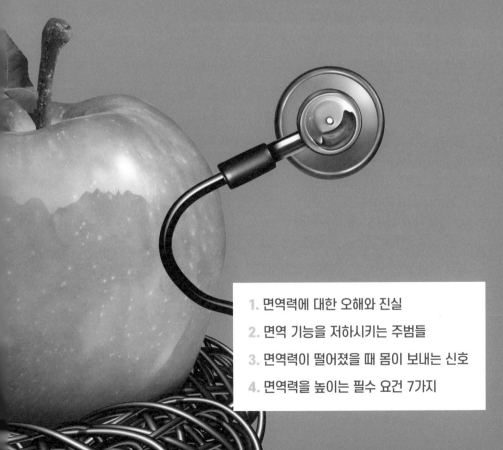

CHAPTER 2

이제 '개인 건강'은
개인이 지켜야 할 때!

1. 면역력에 대한 오해와 진실

●●●○ 우리 몸의 면역력은 평소 어떻게 생활하는가에 따라 크게 좌우된다. 면역력을 높이려면 영양소가 골고루 함유된 식사를 하고, 꾸준히 운동하고, 충분히 자고, 스트레스를 최소화해야 한다. 그래야 T세포, B세포, 'NK세포(Natural Killer Cell 자연 살해 세포)' 등의 면역 세포 기능을 끌어올릴 수 있다.

면역력도 과유불급, 지나치면 해롭다

건강한 몸을 유지하고 질병 예방, 노화 방지를 위한 노력으로 우리 몸의 면역 시스템을 잘 운영하여야 한다. 여기서 주의할 것이 있다. 면역력이 강해지면 마냥 좋을 것 같지만 그렇지만은 않다는 것이다. 면역력이 지나치게 강해지면 우리 몸은 나와 다른 모든 이물질로부터 거부 반응을 일으키고 불필요한 과민 반응을 나타낸다. 반대로 면역력이 지나치게 약해지면 외부의 병균 침입으로부터 내 몸을 지키지 못해 쉽게 아프고 병이 든다. 그래서 면역력은 외부의 병균들과 싸워 이겨낼 수 있을 만큼의, 일정 수준을 유지하는 것이 좋다.

일교차가 큰 시기를 조심하라

낮과 밤의 일교차가 큰 시기에는 면역력이 크게 떨어질 수 있다. 우리 몸이 일정 체온을 유지하기 위해 피부, 근육 등에 에너지를 더 쓰게 되어 상대적으로 면역 세포에 할당되는 에너지가 줄어들기 때문이다. 실제로 체온이 떨어지면 면역 세포 기능이 약해져 암세포가 활성화된다는 연구 결과가 있다. 특히 면역력이 낮은 고령층과 만성 질환자는 염증에 취약하고, 손상 입은 세포의 회복에도 시간이 오래 걸린다.

면역력, 절대 하루아침에 좋아지지 않는다

면역력을 증진시키는 방법을 한 가지로 정의하기는 어렵다. 또 면역력은 하루아침에 좋아지는 게 아니다. 꾸준한 노력을 통해 개선될 수 있다. 일단 면역력을 높이기 위해서는 몸에 무리가 가지 않게 해야 한다. 그러기 위해서는 적절한 영양공급, 긍정적인 마음가짐 및 자세, 스트레스 조절과 충분한 수면 및 휴식, 규칙적인 운동이 필요하다. 이러한 요인들을 잘 조절하면 누구나 면역력을 증강시킬 수 있다.

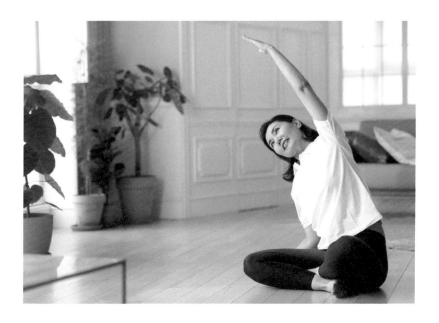

2. 면역 기능을 저하시키는 주범들

●●● 　우리 몸의 경계 태세를 잠시라도 허술하게 하면, 몸에 해로운 각종 미생물들이 침입한다. 면역 기능 장애는 전신에 다양한 질환을 일으키게 되므로, 몸의 면역력을 저하시키는 주범들을 제대로 알고 미리 대처하는 것이 급선무다.

노화

나이가 들면 신체 기능이 노화되는 것처럼 면역 체계도 함께 노화된다. 그것을 '면역 노화(immunosenescence)'라고 부른다. 물론 정도의 차이는 있지만, 나이가 들어감에 따라 면역 기능이 전반적으로 저하되고 염증 반응은 증가한다. 그 결과 암, 자가 면역 질환, 알레르기 질환, 심각한 감염증이 쉽게 발생한다. 예방 접종의 효과도 떨어진다. 노화에 따라 예방 접종 후 항체 생성 능력이 저하되고 세균이나 바이러스를 효과적으로 처리할 수 없어, 감염성 질환이 증가한다. 또 류마티스 관절염 등 자가 면역 질환도 증가하게 된다.

스트레스

스트레스가 신체의 모든 측면에서 건강에 나쁘다는 것은 우리 모두가 잘 알고 있다. 감당하기 어려운 지속적인 스트레스는 뇌의 시상하부를 자극하고 스트레스 호르몬을 방출한다. 이 스트레스 호르몬은 NK세포의 활성도를 떨어뜨리고 림프구의 증식 억제, 항체 생성 감소 등의 원인이 된다. 이렇듯 스트레스는 감염에 대한 취약성을 증가시켜 병이 들게 한다. 질병과 싸우는 우리의 면역 체계에 영향을 끼치는 것이다. 여러 스트레스의 원인들은 '글루코코르티코이드'라는 호르몬을 뇌에 많이 분비시키는데, 이것이 면역 체계를 마모시키고 결국 침입자와의 싸움을 약화시킨다. 이렇듯 면역계는 정서적 상태와 스트레스에 많은 영향을 받는다.

수면 부족

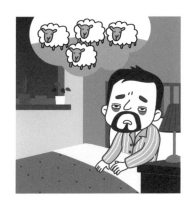

수면을 취하는 동안 신체는 체온, 혈압, 호르몬 합성, 면역 반응이 달라진다. 우리가 깊은 잠에 빠져 있는 시간에도 우리의 신체는 각 기능을 조절하느라 분주하며, 체내에 쌓인 독소를 제거하느라 바쁘다. 그런데 만약 잠이 부족하거나 수면 습관이 나쁘면, 우리 몸의 면역력이 떨어져 각종 질병의 발생 빈도를 높일 수 있다. 수면 부족은 백혈구 세포와 세포 상태(기능), 면역 시스템의 각종 화학 물질에 심각한 영향을 줄 수 있다. 하룻밤만 수면을 취하지 못해도 인체의 저항력은 크게 떨어진다. 수면이 부족한 사람은 코르티솔 수치가 노인과 비슷해져 실제 나이보다 훨씬 나이 들어 보인다. 일주일에 수면 시간이 2~3시간만 모자라도 인체의 면역 시스템이 현저하게 약화된다는 연구 자료도 있다.

불균등한 식습관

영양 부족은 곧바로 면역 기능 저하로 연결된다. 특히 단백질 부족은 1차 방어의 역할을 하는 피부 기능 및 면역과 관련된 세포의 매개 반응을 떨어뜨린다. 또한 다양한 비타민의 부족은 면역 불균형의 원인이 될 수 있다. 이 밖에도 과도한 음주, 흡연, 비만, 약물 등도 면역력 저하의 원인이다. 특히 인체에 해로운 담배의 화학 물질은 정상 세포를 공격하여 지치게 만들므로, 우리 몸의 면역 기능이 떨어질 수밖에 없다. 흡연은 암이나 폐기종, 기관지염과 같은 폐질환에 걸릴 위험을 높인다. 술은 폐렴, 결핵, 후천성 면역 결핍증에 대한 저항력을 떨어뜨리고, 감염 위험을 더 높인다. 또 알코올은 분해되는 과정에서 각성 작용이 나타나 숙면을 방해하고 면역 기능을 저하시킬 수 있다.

 ## 3. 면역력이 떨어졌을 때 몸이 보내는 신호

●●● 면역력이 떨어지면 우리 몸은 다양한 방법으로 신호를 보낸다. 특히 일교차가 큰 환절기가 되면 면역력은 더 떨어지기 쉬우므로, 수시로 내 몸에 '면역력 빨간불'이 켜지지 않았는지 주의 깊게 살펴보아야 한다.

감기에 잘 걸리고 안 낫는다

보통 감기에 걸리면 콧물, 기침, 미열 등의 증상이 3~4일 지속되다가 사라진다. 그런데 면역력이 떨어지면 외부의 감기 바이러스가 몸에 쉽게 침투하여 감기에 잘 걸리게 될 뿐만 아니라, 고열을 동반하는 등 증상도 심해지고 잘 낫지도 않는다. 만약 한 달 이상 감기가 지속되면 세균성 감기일 확률이 높다. 바이러스성 감기에 걸린 후에 면역력이 약해져서 세균에 2차 감염되는 경우도 있는데, 이 경우 폐렴이나 인두염 등으로 이어질 수 있다.

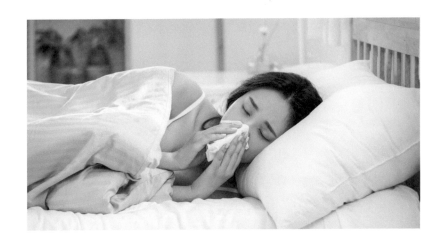

🔍 대상 포진 발생률이 높아진다

대상 포진은 어렸을 때 몸에 침투해 숨어 있던 수두 바이러스가 면역력이 떨어졌을 때를 틈타 다시 활성화되면서 발생하는 질병이다. 보통은 수일 사이에 피부에 발진과 특징적인 물집 형태의 병변이 나타나고, 해당 부위에 통증이 동반된다. 대부분의 경우 병적인 증상은 피부에 국한되어 나타나지만, 면역력이 크게 떨어져 있는 환자에서는 전신에 퍼져 사망에 이르기도 한다. 피부에 물집이나 붉은 띠가 생기면 대상 포진인지 의심해 봐야 한다.

🔍 염증이 자주 생긴다

면역력이 떨어지면 각종 세균이나 바이러스가 몸에 침투하여 몸 여기저기에 다양한 염증성 질환이 생기기 쉽다. 대표적으로 '헤르페스성 구내염'이 있다. 헤르페스성 구내염은 입술 주위에 2~3mm의 수포 형태로 생기면서 통증을 유발시킨다. 바이러스가 신경절에 잠복해 있을 때는 증상이 없다가 면역력이 저하하면 다시 증상이 나타나기도 한다.

상처가 잘 낫지 않는다

면역력이 떨어지면 상처에 침투한 세균과 싸우지 못해 상처가 쉽게 낫지 않는다. 당뇨병 환자들에게 상처가 생기면 좀처럼 낫지 않는 이유 또한 당뇨로 인한 대사 이상으로 면역력이 저하되었기 때문이다.

배탈이 자주 난다

면역력이 떨어지게 되면 위장관으로 침투한 세균과 바이러스를 제거하는 기능이 떨어지게 된다. 또 장내에 유해균이 많아지면서 내부 염증을 유발할 위험도 커진다. 음식을 먹은 후 복통이나 설사를 하는 등의 증상이 지속된다면 면역력 저하를 의심해 볼 필요가 있다.

4. 면역력을 높이는 필수 요건 7가지

1. 면역력 높여 주는 음식 먹기

적절한 영양 보충을 위해서는 건강한 식사법이 가장 우선되어야 한다. 건강해지는 식사의 기본은 영양의 균형에 달려 있으며, 건강한 식습관을 통해 필수 영양소를 충분히 섭취해야 한다. 면역력과 관련이 높다고 알려져 있는 영양소는 비타민A, D, E, C, B6, B12, 셀레늄, 아연 등이 있다. 이러한 영양소가 부족한 경우 면역 불균형을 초래할 수 있고, 우리의 건강을 위협하게 된다. 영양 상태에 대한 진단은 빈혈 검사, 혈액 검사, 간 기능 검사, 신장 기능 검사, 모발 검사, 지질 검사 등을 통해 확인할 수 있다.

2. 규칙적으로 알맞은 운동하기

적절한 운동은 면역력 증진에 필수 요소다. 운동을 하면 활성 산소 발생량이 많아져 산화 스트레스가 증가하는데 적절한 수준이면 근육에서 면역력을 조절하는 물질들이 분비돼 면역 기능을 촉진한다. 운동 효과를 보려면, 자신에게 알맞은 운동을 매일 규칙적으로 하는 것이 가장 바람직하다. 규칙적인 운동은 우리 몸 전신에 자극을 주어 체력 향상뿐만 아니라 관상 동맥 위험인자를 감소시키고 고혈압 및 당뇨병과 같은 만성 질환의 예방에 탁월한 효과가 있다.

3. 스트레스 잘 다스리기

스트레스는 만병의 근원이라고 할 정도로 사고 위험과 감염, 동맥 경화의 발병률을 높인다. 면역계는 정서적 상태와 스트레스에도 많은 영향을 받는다. 그래서 건강한 면역 시스템을 유지하려면 스트레스 조절이 필요하다. 되도록 덜 겪거나 겪고 있다면 빨리 회복하도록 노력해야 한다. 만약 스스로 스트레스가 과하다고 느껴진다면 그 상황을 빠르게 벗어나 긍정적 사고를 하고 힐링할 수 있는 자신만의 방법을 찾도록 노력한다. 효과적인 방법으로 운동, 영화 감상, 음악 감상, 명상, 여행 등이 있다.

4. 적정 수면 시간 지키기

충분한 양의 질 높은 수면은 몸의 피로를 해소시키고 전반적인 면역력 강화에 도움을 준다. 반대로 수면이 제대로 이루어지지 못하면 피로가 해소되지 않아 면역 불균형을 일으킨다. 성인은 7~8시간, 소아는 12시간 정도 자는 것이 면역력을 높이는 데 가장 효과적이다. 특히 깊은 수면 중 멜라토닌 분비는 최고점에 달한다. 뇌의 송과체에서 분비하는 멜라토닌 호르몬이 대거 분비되는 오후 10시부터 오전 2시까지는 깊은 잠을 자도록 한다. 밤에 수면 시간이 부족하다면 낮잠을 자는 것도 도움이 된다.

5. 장 건강 지키기

장에는 체내 면역 세포의 70%가 분포하고 있다. 장내 세균은 항원으로 작용해 면역 기관이나 면역 세포에 자극을 주어 면역계 전체를 활성화하고 감염 방어에도 효과적이다. 만약 장에 염증이 생기면 점막 세포 간격이 느슨해지면서 그 사이로 독소가 들어올 수 있다. 그러면 다양한 전신 질환이 생길 위험이 커진다. 장이 건강해야 면역력이 강해지는 것이다. 또 변비를 오래 놔두면 대장 건강이 악화되면서 몸 전반의 면역력이 떨어질 수 있다. 변비가 있다면 이를 대수롭지 않게 생각하지 말고 바로 해결책을 찾도록 한다.

6. 자주 손 씻는 습관 들이기

자주 손 씻는 습관은 바이러스와 곰팡이, 세균으로부터 우리 몸을 건강하게 지키는 가장 좋은 방법이다. 코로나19 감염도 엄격히 말하면 면역력에 달린 게 아니고, 눈과 코, 입을 무심코 손으로 만지는 버릇이 문제라고 할 수 있다. 우리의 손에는 평균 2억 마리의 세균이 살고 있다고 한다. 그러므로 손을 잘 씻는 것만큼 면역력을 올릴 수 있는 방법은 없을 것이다. 손만 제대로 잘 씻어 준다면 세균으로 인한 감염의 60%를 예방할 수 있다고 한다. 알코올 솜을 이용해서 핸드폰과 자주 사용하는 물건을 수시로 닦아 주는 것도 효과적이다.

7. 금연 & 금주 실천하기

담배가 백해무익(百害無益)하다는 것은 누구나 잘 알고 있다. 담배를 피우는 사람은 독감이나 폐렴, 염증성 질병에 걸리기 쉽다. 니코틴이 해로운 미생물을 죽이는 호중성 백혈구의 능력을 훼손하기 때문이다. 또 흡연은 심혈관 질환, 암, 호흡기 질환, 당뇨병과 같은 질병을 야기한다. 그런데 이러한 기저 질환을 가진 사람이 코로나19에 감염될 경우에는 병세가 더욱 악화될 수 있다. 음주 또한 폐렴, 결핵, 후천성 면역 결핍증에 대한 저항력을 떨어지게 하며, 외상에도 쉽게 감염될 확률을 높인다. 술을 많이 마시면 세균을 퇴치하는 면역 세포와 대식 세포의 힘도 약해진다.

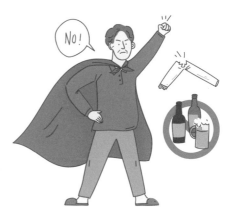

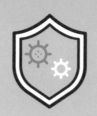

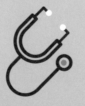

Immunity

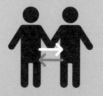

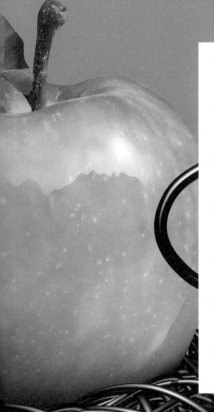

CHAPTER 3

일상에서 실천하는
면역 증강법

생활 속에서 건강한 면역 세포를 지키는 방법에는 무엇이 있을까? 우리는 일상
생활 속에서 건강한 생활 습관을 실천하고, 몸에 좋지 않은 식습관이나 술, 담배,
스트레스 등을 멀리하는 것이 건강의 비결임을 잘 알고 있다. 생활 속에서 실천
하기 쉬운 작은 습관부터 하나씩 바꿔 보자. 사소한 습관이 면역력을 높인다.

1. 면역 증강에 도움 되는 음식 섭취하기

**"음식이 곧
보약이다"**

●●● 왜 식습관이 중요할까? 미국 암연
구협회에서는 30~40%에 이르는 암이 평
소 먹는 음식과 직접적인 관계가 있으므로
암 발생을 막는 가장 효과적인 방법은 평
소에 먹는 음식에 주의를 기울이는 것이라고 했다. 그러나 안타깝게도 몸에 나쁜
음식일수록 중독성이 강하다. 잘 알면서도 절제하기가 어렵다. 그래서 노력이 필
요한 것이다. 양질의 영양 공급과 신선한 생선 단백질 위주의 건강 식단을 짤 필
요가 있다.

면역력을 높이기 위해서는 기본적으로 건강한 식단이 필수다. 영양소가 풍부
한 음식은 면역력을 강화하고 감염과 질병에 대항하는 힘을 길러 준다. 영양 결핍
이나 과도한 섭취로 인한 비만은 면역력을 저하시킨다.

면역 기관이 제 기능을 발휘하도록 돕는 비타민C와 항바이러스 물질인 비타
민A, 백혈구 활동을 돕는 비타민B, 항체 생산을 활발하게 하는 비타민E, 식세포
의 활동을 돕고 항체를 생산하는 데 반드시 필요한 미네랄 등이 다량 함유된 음
식을 꾸준히 섭취해야 한다. 장 속 세균이나 부패균 등 해로운 세균이 증식하는

것을 방지하고 유익균이 활성화돼 면역력을 높일 수 있는 프로바이오틱스 섭취도 권장한다.

균형 잡힌 식사를 위해서는 흰 쌀밥보다는 잡곡과 현미 등을 섞은 잡곡밥을 섭취하도록 한다. 잡곡 및 현미에는 몸의 저항력을 높이는 성분이 들어 있고, 흰 쌀밥보다 비타민과 미네랄, 섬유질이 더 많아 면역력을 키우는 데 효과적이다. 여기에 살균 및 항암 효과가 있는 된장, 김치, 청국장과 같은 것을 자주 섭취하고, 비타민, 철분, 셀레늄이 풍부한 등 푸른 생선, 녹황색 채소 및 버섯류를 골고루 충분하게 섭취하는 것이 좋다. 재래식 된장은 백혈구를 늘려 면역력을 높이는 효과가 있다.

잘 숙성된 김치 또한 유산균이 풍부하여 면역 증강에 도움을 준다. 한편, 채소에는 섬유질과 비타민A, B, C, 칼슘과 칼륨, 인, 철분, 망간 등의 무기질이 함유돼 있어 우리 몸의 신진 대사를 원활하게 해 주고, 활성 산소의 발생과 작용을 억제하는 효과도 뛰어나다.

몸에 나쁜 음식을 먹지 않는 것만으로도 우리 몸은 한결 더 건강해지고, 질병으로부터의 위험에서 벗어날 수 있다. 그러므로 균형 잡힌 식습관을 유지하도록 항상 노력해야 한다.

✅ 면역력을 높이는 슈퍼 푸드

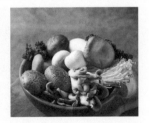

- **버섯** - 버섯에는 약리 작용을 하는 신비한 성분이 대거 함유되어 있다. 그중에서도 '베타글루칸(β-Glucan)'은 인체의 면역력을 증진시키고 활성 산소를 제거해 항산화 작용을 할 뿐 아니라 정상적인 세포 조직의 면역 기능을 활성화시켜 암세포의 증식과 재발을 막는다. 또한 버섯

은 90% 이상이 수분이고 식이 섬유가 풍부해 '만병의 근원'이라는 변비와 비만 예방에도 탁월한 효과가 있다. 우리나라에서는 영지버섯, 상황버섯, 표고버섯 추출물 등을 건강 기능 식품으로 인정하고 있다. 느타리버섯에서 추출한 베타글루칸이 어린이 환자의 재발성 호흡기 감염(중이염, 후두염 등) 발생 빈도를 낮춘다는 연구 결과도 있다.

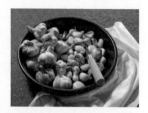

• **마늘** - 마늘은 항산화 물질이 풍부해 면역력을 증강시키며 염증을 완화하는 효능이 있다. 또 마늘의 주성분인 알리신과 유화아릴 성분은 항암 효과가 있으며 항균 작용도 한다. 예로부터 백익일해(百益一害)라 불릴 정도로 그 가치를 인정받아 왔다. 마늘을 높은 온도에서 익히면 분비되는 '아조엔'이라는 물질은 체내의 노폐물과 독소를 배출해 비만 등의 대사 질환을 예방하는 작용을 한다. 매일 마늘 1~2쪽 정도를 음식에 첨가해 먹으면 감기를 예방하는 데에도 도움이 된다.

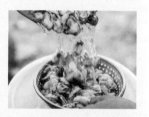

• **굴 & 생선** - 오메가3 지방산이 풍부한 고등어, 연어, 참치 등은 동맥 순환을 향상시켜 노화를 늦추고, 면역력을 향상시켜 준다고 알려진 음식이다. 오메가3 지방산을 장기간 섭취하면 류머티즘성 관절염의 위험을 줄일 수 있다는 연구 결과도 있다. 류머티즘성 관절염은 면역계가 실수로 신체의 건강한 부분을 공격할 때 발생하는 만성 자가 면역 상태이다. 등 푸른 생선은 DHA 성분이 풍부하게 함유되어 있어 뇌세포를 성장·발달시켜 주고 두뇌 회전을 원활하게 해 주어 기억력과 학습 능력 향상에도 큰 도움을 준다. 백혈구가 부족하면 면역력이 약화될 수밖에 없는데, 굴이나 게 등 갑각류에 함유된 '셀레늄'이라는 성분은 백혈구의 생성을 도와준다.

• **당근 & 녹황색 채소** - 당근에 다량 함유되어 있는 베타카로틴은 항산화력이 강한 성분이어서 인체의 면역력을 높이는 데 큰 도움을 준다. 베타카로틴은 몸 안에 들어가 비타민A로 바뀌는데, 비타민C, E와 함께 3대 항산화 비타민

으로 손꼽힌다. 이들은 체내에서 유해산소를 없애 주는 것 외에도 노화 억제와 면역력 증강, 암 예방에도 효과적이다. 또 우리가 자주 접하는 시금치에는 필수 영양소와 항산화제가 풍부하여 우리 몸의 면역 체계를 강화시켜 준다. 브로콜리에는 설포라판과 같은 강력한 항산화제

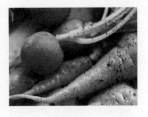

가 들어 있으며, 비타민C의 또 다른 공급원이다. 이렇듯 야채에는 섬유질과 비타민A, B, C 외에도 칼슘, 칼륨, 인, 철분, 망간과 같은 무기질이 많이 들어 있어서 유해 물질을 분해하고 배출하는 데 효과가 있다. 마그네슘, 칼륨과 같은 무기질은 부교감 신경을 우위로 만들어 면역력을 한층 강화시켜 준다.

• **현미와 잡곡** - 하얀 쌀밥이 몸에 좋지 않다는 것은 널리 알려진 사실이다. 쌀에는 탄수화물, 단백질, 무기질, 비타민 등 다양한 영양소가 있으나 도정을 하면서 많은 영양소가 사라지고 탄수화물의 비율이 늘어난다. 잡곡을 권장하는 이유다. 현미를 비롯해 수수, 보리, 율무, 기장,

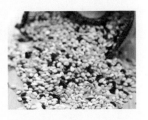

메밀과 같은 잡곡에는 몸의 저항력을 키워 암을 예방해 주는 효과가 있다. 잡곡에 많은 섬유질 역시 발암 물질과 중금속, 콜레스테롤을 배설시켜 각종 질병을 예방하는 효과가 있다. 현미에 함유된 아라비녹실란 성분은 면역 증강 작용을 해 암과 B형 간염과 같은 질환 치료에 많이 활용된다. 단, 현미나 보리도 많이 섭취하면 당이 많아져 혈당을 올릴 수 있으니 주의한다.

• **김치와 같은 발효 식품** - 우리나라의 대표적인 발효 식품으로는 김치, 된장, 청국장, 간장이 있다. 건강식으로 잘 알려진 된장과 청국장은 항암 효과가 있다. 콩의 발효 물질이 혈관에 쌓인 혈액 찌꺼기를 분해해 혈액을 맑게 할 뿐 아니라 재래식 된장은 백혈구의 양을 늘리는 효

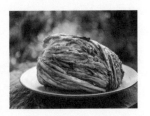

과까지 가지고 있다. 간장의 핵산 성분도 면역 기능 개선에 도움을 준다. 김치는 살균 작용을 하는 마늘과 고추, 생강, 대파를 사용해 만들기 때문에, 몸

속 유해균의 활동을 억제시키는 효과가 있다. 김치를 꾸준히 섭취했을 때 장
내 유익 효소가 늘고 유해 효소는 줄었다는 연구 결과도 있다.

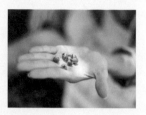

- **사과 & 블루베리** - 사과에는 칼륨, 비타민C, 유
기산, 펙틴, 플라보노이드 등이 풍부하게 들어
있다. 이 중 칼륨은 소금 성분인 나트륨을 몸 밖
으로 매출시켜 주고, 유기산은 피로를 풀어 주
는 동시에 면역력을 증강시켜 준다. 식이 섬유
의 일종인 펙틴은 혈중 콜레스테롤과 혈당을
낮춰 준다. 또 플라보노이드 성분은 동맥에 찌꺼기가 쌓이는 것을 막아 줘 심
장병 등과 같은 혈관 질환과 암 예방에 도움을 준다. 블루베리에는 '안토시아
닌'이라는 플라보노이드가 들어 있는데, 항산화 성분이 있어 우리 몸의 면역
체계를 향상시키는 데 도움을 준다. 플라보노이드가 풍부한 음식을 먹은 사
람들은 그렇지 않은 사람들보다 상부 호흡기 감염이나 감기에 걸릴 가능성이
적다는 연구 결과도 있다.

✓ 컬러 푸드 섭취하기

미국 국립암연구소는 암이나 만성 질환 예방에 컬러 푸드가 큰 도움을 준다고
밝혔다. 컬러 푸드는 빨간색·흰색·노란색·초록색·보라색의 5가지 색 과일과 채
소를 말한다. 탄수화물, 단백질, 지방, 비타민, 미네랄, 식이 섬유에 이어 '제7의 영
양소'로 불리기도 한다. 컬러별로 어떤 식품이 있고 각각 어떤 효과가 있는지 살펴
보기로 하자.

빨간색	사과, 토마토, 비트, 고추 등	현존하는 생화합 물질 중 활성 산소 제거 효과가 탁월해 암 예방에 도움을 주는 라이코펜이 들어 있다. 면역력을 강화하고 혈관 건강 개선에도 도움을 준다.
흰색	마늘, 양파, 배추, 버섯, 무순 등	알리신, 케르세틴 등이 들어 있어 콜레스테롤과 혈압을 낮춰 주고 면역력을 높인다.

노란색	호박, 고구마, 파프리카 등	루테인, 알파카로틴 등이 들어 NK세포의 공격력을 높인다.
초록색	상추, 브로콜리, 시금치, 피망, 완두콩 등	루테인, 엽산 등이 들어 세포 손상을 막아 준다.
보라색	포도, 가지, 자두 등	안토시아닌, 레스베라트롤 등이 들어 노화 방지에 좋고 혈액 순환에도 도움을 준다.

 ## 2. 충분히 자고, 수면의 질 높이기

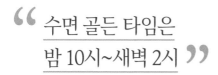 **수면 골든 타임은 밤 10시~새벽 2시**

●●● 잘 먹는 게 중요한 만큼 잘 자는 것도 건강한 생활을 위해 아주 중요한 부분이다. 잠을 자는 동안에는 몸의 긴장이 풀어져 면역 세포 중 하나인 헬퍼 T세포와 NK세포 기능이 활발해진다. 그러나 수면이 제대로 이루어지지 못하면 피로가 해소되지 않아 면역 불균형을 일으킨다.

실제 터키의 건강한 젊은이들을 대상으로 48시간 동안 잠을 못 자게 하고 혈액 검사를 했더니, NK세포 수가 크게 감소했다는 연구 결과가 있다. 그럼에도 현대인들은 과도한 업무와 스트레스로 수면 부족에 시달리는 경우가 많다. 잠이 부족하거나 깊은 잠을 못 자면 만성 피로에 시달리고, 집중력은 떨어진다. 또 당뇨병이나 심혈관 질환, 뇌졸중 등 병에 걸릴 확률이 증가한다. 스트레스 호르몬인 혈중 '코르티솔' 분비가 늘어나 모든 일에 의욕이 떨어지고 몸에 만성적인 염증인 암을 유발할 수도 있다. 각종 사고 위험률도 높아져, 고속도로에서 일어나는 사고의 가장 큰 비중이 졸음운전으로 나타나고 있다.

건강한 몸을 만들기 위해서는 적정 시간 수면을 취하는 것이 반드시 필요하다. 수면은 비렘수면(NREM : non-rapid eye movement)과 렘수면(REM : rapid eye movement)으로 나뉜다. 전체 수면의 75~80%를 차지하는 비렘수면은 다시 3단계로 구분되는데 이때 3번째 단계가 가장 깊은 잠을 자는 서파수면이다.

충분한 양의 질 높은 수면은 몸의 피로를 해소시켜 준다. 또, 깊은 잠을 잘수록 면역 호르몬 분비가 많아지므로 면역력 강화에 도움을 준다. 비렘수면 상태에선 호흡이 느려지고 심장 박동수와 혈압이 떨어지며 정신적 활동도 감소한다. 몸에 쌓였던 정신적·육체적 피로가 풀리며 면역 기능도 회복하게 되고 성장호르몬이 분비되며 근골격계는 에너지를 보충하게 된다. 양질의 잠은 뇌 건강을 증진시킬 뿐만 아니라 불안감, 우울감 및 치매도 예방해 준다.

단, 수면의 질을 높이는 것도 잊지 말아야 한다. 성인은 7시간, 소아는 12시간 자는 것이 면역력을 높이는 데 가장 효과적이다. 밤 10시에서 새벽 2시까지는 면역력을 높이는 멜라토닌이 대거 분비되는 시간이다. 멜라토닌은 수면 리듬을 조절하고 항산화 작용과 노화 방지 및 항암 작용, 혈압 및 스트레스를 줄여 주고 면역력을 높이며 골다공증을 예방하는 효과가 있다.

65세 이상인데 자는 시간이 6시간 미만이라면, 백혈구가 병원균의 침입에 제대로 대처하지 못한다. 수면이 부족하면 감기나 독감에도 걸리기 쉽다. 만약 심한 피로감과 면역력이 저하되었다는 느낌이 든다면, 오후 10시 이전에 잠을 청하는 것이 좋다.

잠이 쉽게 오지 않을 때에는 잠자기 2시간 전에 미지근한 물로 반신욕을 하거나, 멜라토닌이 함유되어 있는 따뜻한 우유 등을 섭취하는 것도 도움이 된다. 만약 밤에 수면 시간이 부족하다고 생각된다면 수면 시간을 늘리려고 노력하고, 평상시 15~30분가량의 낮잠을 자는 것도 도움이 된다.

- **하나,** 낮 동안 적어도 20분 이상 햇볕을 쬐며 산책한다.
- **둘,** 낮잠은 가능한 한 20분 내외로 제한한다.
- **셋,** 운동은 오전에 하도록 하고, 저녁에는 격렬한 운동을 삼간다.
- **넷,** 잠자리에 들기 전에 반신욕 혹은 뜨거운 물로 샤워를 한다.
- **다섯,** 침실은 수면을 위한 공간이다. 침실에서 다른 일은 하지 않는다.
- **여섯,** 정해진 시간에 잠자리에 들고 일어난다.
- **일곱,** 카페인 섭취를 줄이고 오후와 저녁에는 섭취하지 않는다.
- **여덟,** 뇌신경에 영향을 주는 술, 담배, 커피 등은 줄이거나 끊는다.
- **아홉,** 컴퓨터나 스마트폰을 끈다. 모니터에서 나오는 불빛이 수면을 방해한다.
- **열,** 잠자리에서 20~30분 이상 잠이 안 오면, 억지로 자려고 하지 말고 다른 일을 한다.

3. 반드시 적정 체온 유지하기

> ❝ 체온이 1℃만 떨어져도
> 면역력은 30% 떨어진다 ❞

우리 몸은 36.5℃에서 37.5℃ 사이의 체온을 유지해야 건강하다. 너무 낮거나 높으면 건강에 나쁜 영향을 준다. 체온이 1℃만 떨어져도 면역력이 30% 떨어진다는 보고가 있다. 또 체온이 1℃ 높아지면 면역력이 5배 올라간다는 말도 있다. 그럼에도 체온이

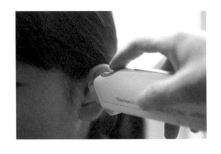

36.5도를 밑도는 저체온인 사람이 적지 않다. 이때는 혈관이 수축하면서 혈액 순환이 원활하지 않고, 몸이 저산소 상태가 되는데, 이는 암을 유발하기 좋은 환경을 만들기도 한다. 일상에서 실천할 수 있는 스트레칭이나 계단 오르내리기 등의 가벼운 운동만으로도 체온을 유지하는 데 도움이 된다. 병에 걸리지 않기 위해서는 몸을 따뜻하게 해야 한다는 사실을 명심하자.

✔ 체온 올리는 방법

운동량을 늘린다

근육을 쓰면 열이 생산된다. 일상에서 실천할 수 있는 스트레칭이나 계단 오르내리기 등의 가벼운 운동만으로도 체온을 유지하는 데 도움이 된다. 다음 날 피로하지 않을 정도로 매일 조금씩 움직여 준다면 숙면에도 도움이 될 것이다.

반신욕이나 족욕을 한다

누구나 손쉽게 할 수 있는 반신욕이나 족욕은 하체를 따뜻하게 해 줌으로써 열의 균형을 맞춰 줄 수 있다. 몸의 면역력을 높이고 지방이나 혈액 속 노폐물 제거에도 효과적이다. 반신욕의 효과를 제대로 보기 위해서는 적정한 시간과 방법을 지키는 것이 중요하다. 먼저 물 온도는 체온보다 약간 높은 38~40℃ 정도로 맞춘다. 물 높이는 명치 아래까지 잠길 정도로 맞추고 20~30분 정도가 적당하다.

평소 몸이 찬 편이라고 생각된다면, 체온을 올리기 위해 조금 덥다 싶을 정도로 옷을 입어 주는 습관이 필요하다. 배가 따뜻하면 몸 전체가 따뜻해져 면역력을 높일 수 있다. 장 운동을 하면 혈액 순환이 활발해지면서 아랫배를 중심으로 몸이 따뜻해진다.

위장에 부담이 되는 찬 음식은 삼간다. 차가운 음식에 있는 냉한 기운은 위나 장의 기능을 저하시키기 때문이다. 커피와 음료수를 자주 섭취하는 것 또한 면역력을 떨어뜨리는 식습관이다. 따뜻한 물을 습관처럼 마시도록 하고, 몸을 따뜻하게 하는 차 타임을 생활화하자. 여기에 몸을 따뜻하게 하는 음식을 먹으면 금상첨화다. 체온을 높이는 식재료에는 생강, 계피, 부추 등이 있다.

4. '장(腸)' 건강 사수하기

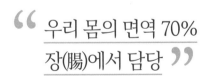

면역력 향상을 위해 빼놓을 수 없는 것이 '장 건강'이다. 우리 몸의 면역을 장에서 약 70%, 뇌에서 30%를 담당하고 있기 때문이다. 대장, 소장은 면역을 관장하는 핵심 센터. 장이 건강해야 면역력이 강해진다. 장에 염증이 생기면 점막 세포 간격이 느슨해지면서 독소가 들어오는데, 이는 다양한 전신 질환 발생 위험을 높인다. 장내 점막은 미생물이나 미생물의 부산물, 독소 등이 혈류로 유입되는 것을 막아 준다. 이렇듯 장은 음식물을 흡수하고 배설하는 기능 외에도 신체 면역 기능의 중요한 부분을 담당한다. 따라서 되도록 규칙적으로 식사하고 섬유질이 많은 음식 섭취하기 등 장 면역을 높이는 식단 선호가 필요하다. 또 건강한 장을 위해 유익균도 늘려야 한다. 변비가 있다면 적극적인 치료가 필요하다.

✅ 장 건강을 사수하는 방법 3가지

변비가 있다면 적극적으로 치료한다

일반적으로 변비의 가장 큰 원인은 잘못된 식습관을 들 수 있다. 고기를 너무 많이 먹어서 식이 섬유 부족으로 오는 변비, 지나친 다이어트 절제식 등의 영양 부족으로 인한 변비, 수분 부족으로 오는 변비 등 변비는 다양한 이유로 찾아온다. 그런데 변비를 오래 방치하면 대장 건강이 악화되면서 몸 전반의 면역력이 떨어질 수 있다. 따라서 변비가 있다면 이를 대수롭지 않게 여기지 말고 서둘러서 해결책을 찾아야 한다. 변비는 보통 삼 일에 한 번 이하로 변을 보는 경우를 기준으로 한다.

> * 하루 2L 이상의 물을 섭취한다.
> * 규칙적으로 식사를 하고 끼니를 거르지 않는다.
> * 섬유질이 많은 식물성 음식을 즐겨 먹는다.
> * 변의가 생기면 참지 말고 바로 화장실에 간다.

장내 유익균을 늘린다

사람이 태어날 때 장에 갖고 있는 균을 '유익균'이라 한다. 장내에는 100조 개 이상의 균이 살고 있는데, 이 균들은 장에 유익한 '유익균', 장에 유해한 '유해균', 때에 따라 유익균도 유해균도 될 수 있는 '중간균'으로 구성되어 있다. 그중 대표적인 장내 유익균을 늘려야 장이 건강해진다. 유익균인 유산균은 면역 기능을 하는 체내 T림프구와 B림프구를 자극해 이들의 활동력을 강화한다. 유산균 제품을 직접 섭취하는 것도 효과적이다. 단, 장까지 도달하는 제품인지 확인하도록 한다. 그리고 햄이나 소시지 등의 가공육 섭취는 줄이도록 한다.

* 김치, 된장, 청국장 등 발효 식품을 자주 섭취한다.
* 곡류, 채소류 등의 식물성 식품을 섭취한다.
* 유산균 제품을 규칙적으로 섭취한다.

스트레스는 장(腸) 건강에도 적이다

우리의 뇌는 스트레스를 받으면 장의 컨디션을 나쁘게 하고 이는 곧 면역력 저하로 이어진다. 실제 극심한 스트레스를 겪은 사람을 보면 감기 같은 감염성 질환에 자주 걸리는 등 전반적으로 건강 악화를 겪는다. 스트레스를 받으면 교감 신경이 활성화되면서 소화 기관은 운동을 멈춘다. 긴장하거나 잔소리를 들으면 소화가 잘 안 되는 이유도 이 때문이다. 불면증과 식욕 감퇴 등으로 생활 리듬이 깨지는 것도 면역력 저하를 유발하는 일이다.

　이렇듯 정신적 스트레스는 장 건강에도 영향을 미친다. 뇌가 불안, 초조, 압박 등의 스트레스를 느끼면 곧 변비나 복통, 설사로 이어지는 것이 이와 관련 있다. 뇌에서 발생하는 정보가 자율 신경을 통해 장 점막에 있는 신경 세포에 모두 전달되기 때문이다. 만성적인 스트레스가 분비시키는 코르티솔이라는 호르몬은 림프구나 NK세포, 대식 세포 수를 줄이기도 한다. 따라서 스트레스를 잘 다스려야 한다.

* 좋아하는 취미 활동을 꾸준히 한다.
* 긍정적인 생각을 가지고 자신의 장점을 칭찬해 본다.
* 운동 등의 신체 활동을 규칙적으로 한다.

5. 한국인 90% 비타민D 부족

" 햇볕 쬘 틈이 없다면 보충제를 섭취하라 "

●●● 비타민을 골고루 챙기는 것이 면역력 강화에 도움이 되지만, 그중에서도 비타민D는 우리나라 사람들에게 특히 부족하기 쉬운 영양소다. 비타민D는 림프구를 활성화시키고, 증식을 돕는 등 몸의 면역 체계에 필수적인 역할을 담당한다. 세포 성장을 조절하는 역할을 해 암의 위험도 줄여 준다. 비타민D의 혈중 농도가 정상 범위보다 낮을 때, 인플루엔자를 포함한 질병에 노출될 확률이 40% 이상 높다는 연구 결과도 있다. 나이가 들수록 중요한 뼈나 근육, 치아 건강에도 큰 영향을 미친다.

국민건강영양조사 자료를 바탕으로 한국인 혈중 비타민D 농도를 조사한 결과를 보면 남성의 86.8%, 여성의 93.3%가 비타민D 부족으로 나타났다. 직장인이나 학생처럼 온종일 햇볕이 없는 실내에서 생활하는 것도 문제다. 또 염증성 장질환 환자, 소장 절제술을 받은 사람, 노인도 비타민D가 부족하기 쉽다.

특히 코로나19로 인하여 '집콕' 생활을 하게 되면서 비타민D 결핍 우려는 더 커졌다. 비타민D 결핍은 골다공증, 구루병 등 여러 가지 질병을 유발할 수 있어서 평소에 관리해 주는 것이 중요하다. 비타민D 결핍 여부를 확인하는 유일한 방법은 혈액 검사

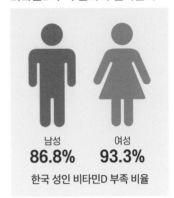

비타민D 부족 얼마나 심각한가?

남성
86.8%

여성
93.3%

한국 성인 비타민D 부족 비율

자료 : 대한의사협회

다. 하지만, 이외에도 결핍 여부를 알 수 있게 도와주는 징후와 증상이 있다.

다행히 비타민D를 보충할 수 있는 손쉬운 방법이 있다. 먼저 비타민D가 풍부한 연어나 고등어, 달걀노른자, 우유 등을 챙겨 먹도록 한다. 우유 1컵만으로도 비타민D 일일 권장량의 50%를 섭취할 수 있다. 그리고 오전 10시에서 오후 2시경에 30분가량 종아리나 팔 등에 햇빛을 쐰다. 비타민D는 햇빛을 통해 대부분 얻을 수 있는데, 자외선이 피부에 자극을 주면 비타민D 합성이 일어난다. 단, 몸에 자외선 차단제를 바르지 않은 상태여야 한다. 일반적으로 햇볕을 쐰 2개월 후부터 몸에서 비타민D가 만들어진다. 유리창을 통해 들어오는 햇빛은 효과가 없다.

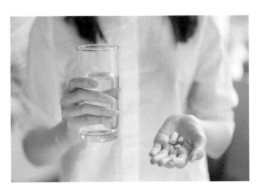

실천이 어렵다면 비타민D 보충제(하루 400~800IU)를 섭취하는 것도 괜찮다. 만약 영양제로 비타민D를 섭취

한다면 하루 100㎍(4000IU)를 넘지 않도록 유의해야 한다. 흡수율은 체형, 연령, 건강 상태에 따라 달라진다. 비타민D를 먹으면 간과 콩팥에서 활성화돼 각종 조직이나 세포가 쓸 수 있는 형태로 변하게 되는데, 노인의 경우는 노화로 인해 간과 콩팥 기능이 떨어져 있다 보니 같은 양의 비타민D를 먹어도 젊은 사람에 비해 활성화되는 양이 적다. 비만한 사람도 마찬가지다. 체지방이 많아서 섭취하는 비타민D의 상당수가 지방에 녹아 혈액으로 흘러 들어가는 양이 적기 때문에 섭취한 만큼의 효과를 보기는 어렵다.

✅ 비타민D 어떻게 보충하면 될까?

햇빛 쐬기	오전 10시~오후 2시에 30분가량 종아리나 팔 등
비타민D가 풍부한 음식 먹기	연어, 고등어, 우유, 달걀노른자 등
보충제 복용	하루 400~800IU 섭취하기

✅ 비타민D 결핍의 6가지 징후

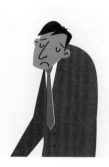

1. 지속적인 근육 골격계 통증 및 뼈의 통증
2. 감기 및 독감을 포함한 빈번한 질병 및 감염
3. 신경학적 증상(두통, 편두통, 우울증, 집중력 부족 등)
4. 만성 피로 및 낮에 졸린 증상
5. 머리에서 땀이 나는 증상
6. 어두운 색의 피부

6. 스트레스 관리 능력 키우기

> ## 나만의 스트레스
> ## 해소법을 찾아라

●●● 　면역력 저하의 가장 큰 적은 스트레스다. 그래서 스트레스는 만병의 근원이다. 대부분의 질병이 스트레스와 같은 부정적 감정이 원인이 되어 발병하거나 간접적으로 관계가 있다는 뜻이다. 실제로 심한 스트레스를 받으면 우리 몸에는 이상 징후가 나타난다.

스트레스를 받으면, 처음에는 초조하거나 걱정, 근심 등 불안 증상이 그다음에는 우울 증상이 나타났다가 스트레스가 지나가면 사라진다. 하지만 만성 스트레스는 전체적인 면역력을 저하시키고 억제시킨다. 불안 장애나 적응 장애 등 각종 정신 질환으로 발전할 수 있고, 체내 시스템을 망가뜨리기도 한다.

단계별로 살펴보면 대략 이렇다. 1단계는 경보 반응(alarm) 단계로, 체온 및 혈압 저하, 저혈당, 혈액 농축 등의 쇼크와 이에 대한 저항이 나타난다. 2단계는 저항 반응(resistance) 단계로 스트레스 요인에 대한 저항이 가장 강한 시기다. 3단계는 탈진 반응(exhaustion) 단계로 신체 내분비 방어 기능이 무너지면서 고혈압, 심장 마비, 소화기계 질환 등의 질병이 나타나게 된다.

물론 스트레스가 반드시 나쁜 것만은 아니다. 경우에 따라 일의 능률을 높여 주기도 한다. 하지만 스트레스를 견디지 못하는 사람에게는 치명적인 독이 되기 쉽다. 중요한 것은 생각이다. 스트레스를 어떻게 받아들이느냐에 따라 약이 될 수도 독이 될 수도 있다. 스트레스가 만성화되면 정서적으로 불안과 갈등을 일으켜 몸의 병을 키우는 만큼 마음을 잘 다스려야 한다. 스트레스를 줄이고 긍정적으로 사고하는 것은 몸속의 엔도르핀을 증가시키고, 신체의 면역력도 자연스럽게 올리는 방법이다.

똑같은 스트레스를 받아도 사람마다 대처법이 다르고 몸의 반응도 달라지기 때문에 각자 자신에게 맞는 방법을 찾는 것도 중요하다. 불필요한 것들에 매달려 병을 만들지 말고 자신만의 효과적인 스트레스 관리법으로 건강을 유지하도록 꾸준히 노력하자.

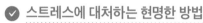 스트레스에 대처하는 현명한 방법

완벽주의에서 벗어난다

모든 일을 다 완벽하게 해낼 수는 없다. 사람마다 잘할 수 있는 일이 다르다. 그런데도 다른 사람을 믿지 못해 반드시 본인이 마무리를 지어야 한다는 강박 관념을 가진 사람들이 종종 있다. 그리고 완벽한 결과물을 만들어 내겠다는, 스스로 만든 기대치로 스트레스를 받는다. 세상에 완벽한 사람은 절대 없다. 차라리 본인이 잘하는 일에 자부심을 갖도록 하고, 남들보다 부족한 면이 있다면 인정하는 태도가 필요하다. 다른 사람과의 경쟁심에 혼자서 모든 일을 끌어안고 끙끙대는 것보다 도움을 받는 편이 훨씬 낫다.

계획은 여유 있게, 쫓기지 말자

워라밸, 일과 휴식의 적절한 균형이 중요해졌다. 계획적인 생활을 통해 주어진 업무를 미리 시행해 쫓기지 않도록 속도를 조절할 필요가 있다. 만약 맡은 일이 감당하기 벅차다는 생각이 든다면 포기하거나 거절할 수도 있어야 한다. 거절을 못해 혹은 지나친 일 욕심으로 일만 하다가는 만성 스트레스로 이어지기 쉽다. 잘못

될 것을 염려하며 불안해하는 것보다, 마음의 안정을 찾고 해결책을 찾는 데 집중하는 편이 더 현명하다.

부정적인 감정을 다스려라

스트레스의 대부분은 자신이 만든 생각에서 비롯된다. 따라서 감정에 치우치지 않도록 노력한다. 가짜 약인데도 먹었을 때 병이 나을 것이라는 긍정적인 생각만으로 증세가 호전되는 플라시보 효과(Placebo Effect)도 있다. 누구든 실패할 수 있고, 거듭 시행착오를 겪으며 좋은 결과를 낳는 것이다. 불만이 갈등을 키우고 갈등이 정신을 황폐화시킨다. 현재의 상황을 받아들이고 문제가 발생했을 때 회피하지 말고 긍정적으로 생각하는 습관을 기르자. 부정적인 감정을 다스리고 긍정적으로 생각하는 것이야말로 가장 강력한 스트레스 해소법이다.

가족이나 친구들과 수다를 떨자

불안의 시대를 살아가다 보니 자신도 모르게 부정적인 감정에 빠져들기 쉽다. 그렇다면 마음을 나눌 수 있는 가족이나 친구들과 수다를 떨어 보자. 적당한 수다를 통해 자신의 감정을 표출하는 것은 스트레스 해소에 좋은 방법 중 하나다. 이야기보따리를 풀어놓다 보면 마음이 정리되고 문제를 객관적으로 바라보는 데 도움이 된다. 집중할 만한 취미를 갖는 것도 좋다.

이완 호흡법으로 몸의 긴장을 풀어 준다

깊은 숨을 열 번 정도 쉬어 보도록 하자. 몇 분간 조용히 앉아서 깊이 숨을 들이 마신 뒤 잠깐 호흡을 멈추고 천천히 숨을 내뱉는다. 오직 호흡에만 집중하다 보면 심장 박동수와 혈압이 서서히 떨어지면서 차분해진다. 마음과 몸을 하나로 생각하고 있으므로 평온한 마음 상태를 유지하는 것이 결국 내 몸의 면역력을 유지하는 좋은 방법이다. 평소 이완 호흡법을 통해 스트레스에 대한 내성을 높이고, 몸의 긴장을 풀려고 노력한다. 복식 호흡이나 심호흡, 명상은 스트레스를 통제할 수 있는 효과적인 방법이다.

쓰담쓰담, 자신을 칭찬하자

세상 그 누구보다 아끼고 보살필 사람은 바로 자신이다. 그럼에도 스스로 자기 자신에게 인색하여 혹사를 시키고 있지는 않은가? 자신을 사랑하면 자신감이 저절로 생긴다. 마음의 상처가 깊을 때는 마음을 다해 친구에게 조언을 해 주듯 자신을 위로해 보라. 자신은 생각하는 것보다 강하다는 믿음을 갖고 자신의 긍정적인 점을 찾아 칭찬하는 것이다. 생각보다 괜찮은 자신과 만나게 될 것이다. 속상하고 부정적인 일이 생겼을 때는 생각을 멈추고 다른 것에 집중하는 것도 좋다.

건강한 생활 습관을 갖는다

스트레스를 받을 때는 즉시 그 상황에서 벗어나도록 해 보자. 산책을 할 수 있다면 가장 좋고, 요가, 스트레칭, 마사지 등의 신체 활동은 혈액 순환을 원활히 하고 잡념을 없애 스트레스 해소에 도움이 된다. 또 일하는 시간과 휴식 시간을 구분한다. 퇴근한 후에도 직장에서 하던 일을 계속 고민하면 뇌가 에너지를 과도하게 소모하게 된다. 올바른 수면 습관을 가지는 것도 면역력에 중요하다. 밤에 잠자는 시간 외에는 눕지 말고, 쉬는 날에도 일어나는 시간을 일정하게 하는 게 좋다.

7. 조금씩 매일 운동 습관 길들이기

나에게 맞는 운동과 적정 시간 운동하기

호주 시드니대 연구팀에서 분석한 '사망 확률을 높이는 나쁜 생활 습관'을 보면, 움직임이 많은 사람에 비해 활동량이 적은 사람이 조기 사망할 확률이 3배 높은 것으로 나타났다. 최대한 몸을 움직이고 활동하는 생활 습관이 면역력을 높이고 병을 예방하는 지름길임을 알 수 있다.

운동이 생활화되면 면역 세포의 기능을 향상시키고 스트레스 해소에도 도움을 준다. 또 심혈관계 기능을 향상시키고 노화를 늦추는 등 건강한 삶을 유지하는 데에도 큰 도움을 준다. 다만 몸에 좋다고 너무 심한 운동을 갑자기 하면 오히려 면역력 저하를 초래할 수 있으니 주의가 필요하다.

산화 스트레스가 과도하면 만성 염증의 원인이 되고 노화, 암, 만성 질환 등을 촉진할 수 있다. 또 젖산이라는 피로 물질이 분비돼 심한 피로를 느끼게 된다. 연령, 성별, 체력이나 건강 상태에 따라 운동할 수 있는 능력이 차이가 있어, 모든 사람에게 일률적으로 건강에 좋은 운동 강도와 시간을 처방하는 것은 불가능하다.

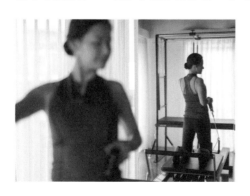

따라서 운동의 종류, 방법, 기간, 강도, 경험 및 훈련의 정도와 운동 후 회복 방법 등을 잘 조절해야 한다.

이처럼 운동이 모든 사람에게 동일한 효과를 가져다주는 것은 아니므로, 무턱대고 무리하게 운동을 하거나 잘못 알려진 방법으로 하면 오히려 건강을 해치게 된다. 그렇다고 과도한 운동의 기준이 따로 정해져 있는 건 아니다. 일반적으로 운동한 다음 날 몸이 피로해 일상적인 컨디션을 유지하기 어렵다면 운동량이 과한 것으로 본다. 운동량이 많다고 생각된다면 식단에 포함된 항산화 성분이 산화 스트레스를 감당할 만큼 충분한지 짚어 볼 필요가 있다.

유산소 운동도 너무 강도 높게 하면 젖산이 쌓인다. 일반적으로 권장하는 유산소 운동 강도는 최대 운동 강도의 50~75% 정도로, 이는 운동을 하면서 말을 하기에는 약간 숨찬 정도로 자각하는 운동 강도를 의미한다. 만약 운동에 제한이 있는 질환을 동반한 경우라면 반드시 주치의로부터 운동 가능 여부 및 운동 강도와 운동 시간, 운동 종목 등을 권고받아 안전하게 운동하는 것이 무엇보다 중요하다.

현대인들은 바쁘다는 이유로 주말이나 연휴에 운동을 몰아서 하는 경우가 있다. 아예 운동을 하지 않는 것보다는 몰아서라도 운동을 하는 것이 건강에 도움이 될 거라 생각할 수 있는데, 반드시 그런 건 아니다. 아무리 몸에 좋은 음식도 한꺼번에 먹으면 탈이 나듯이 운동도 그렇다. 몸에 좋은 운동이라도 한꺼번에 몰아서 하면 몸에 무리를 줘 오히려 건강을 해칠 수 있다.

✅ 나에게 맞는 적정 운동 시간은?

적절한 운동량과 시간은 어떻게 정해야 할까? 기본적으로 운동의 목적에 따라 적정 운동 시간과 종류는 다르다. 개인의 몸 상태에 따라서도 효과적인 운동이 다를 수 있다. 특히 운동 효과를 극대화할 수 있는 운동 형태와 지속 시간은 기초체력을 바탕에 두기 때문에 개인차가 있을 수밖에 없다. 그렇다면 적당한 운동의 기준은 어느 정도일까? 미국 스포츠의학회에서 발표한 운동 가이드라인은 다음과 같다. 공중 보건 차원에서 건강 증진과 질병 예방을 위해 신체 활동 형태의 활동을 권장하고 참여를 증진시키고자 마련된 지침이니 참고하도록 하자.

평균적으로 성인 기준 적당한 운동은 심장이 두근거리는 정도의 운동을 하루 1시간 주 5회 정도 하면 좋다. 매일 할 수 없다면 강도를 높여서 주 3회를 하는 것도 효과적이라고 한다. 라이프사이클이 달라 가이드라인을 따르기 어려운 상황이라면 생활 속에서 쉽게 접할 수 있고 실천할 수 있는 활동을 통해 운동 효과를 낼 수도 있다.

건강한 몸 지키기, 공동 가이드라인

운동 종류	빠르게 걷기 강도의 모든 운동
운동 횟수	주 4~7회 (가능한 매일)
운동 강도	중간 강도 (최대 운동의 30~50%)
운동 지속 시간	30분 이상 (10분 이상 하루에 여러 번 누적해도 가능)

자료 : 미국 스포츠의학회

특히 규칙적인 유산소 운동과 근력 운동은 매일 꾸준히 할 필요가 있다. 근육은 혈당뿐 아니라 많은 영양소의 대사에 관련된 중요한 역할을 하고, 이는 몸 전체 세포가 정상적으로 기능하도록 돕는다. 근육량이 많이 감소되면 면역력도 떨어지면서 감염에 취약해진다.

사실 우리의 몸은 스트레칭 같은 가벼운 운동만으로도 면역력을 높이는 데 효과적이다. 가벼운 운동은 깊은 호흡과 긴장 이완을 통해 혈액 순환을 원활하게 하면서 자율 신경의 하나인 부교감 신경을 활성화시키고, 부교감 신경은 면역계를 자극한다.

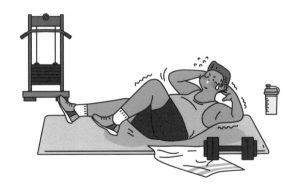

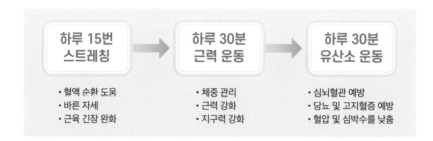

매일 스트레칭, 유산소 운동, 근육 운동을 규칙적으로 꾸준히 시도해 보자. 일정 시간 걷기나 계단 오르기 정도도 좋다. 적당한 운동은 피로 회복에 큰 도움을 준다. 몸이 피곤해도 운동을 하면 혈액 순환이 잘되고, 몸에 쌓인 노폐물이 땀으로 배출되며 엔도르핀이 분비돼 기분이 좋아지고 개운한 느낌까지 든다. 운동의 중요성은 새삼 강조할 필요가 없다.

✅ 쉬우면서도 효과적인 면역력 높이는 추천 운동

> ### 걷기 🔍

걷기는 시간, 장소, 비용 문제 등에 구애받지 않으면서, 건강을 유지하기 위해 가장 쉽게 접근할 수 있는 운동이다. 무엇보다 걷기를 통해 운동 효과를 얻기 위해서는 올바른 방법으로 걷는 것이 중요하다. 너무 가볍거나 너무 힘들게 걷는 것은 효과적인 방법이 아니다. 걷기를 처음 시작하는 초보자의 경우 운동 강도가 30~40% 정도인 완보나 산보로 걷기를 하다가 점차 운동 강도를 높여 40~70% 정도인 속보, 급보로 걷는 것이 효과적이다.

걷기는 1주일에 3~5회 정도가 좋다. 그리고 하루 30분 이상은 빠르게 걷기를 권장한다. 그래야 운동 효과를 볼 수 있다. 특히 햇볕은 면역력을 높이는 데 매우 좋다. 햇볕이 좋은 날, 걷기를 꾸준히 해 보자. 꾸준한 운동은 밤에 잠이 잘 오게 하고, 체력도 향상시킨다.

계단 오르기

특별한 기술이 필요하지 않은 '계단 오르기'는 걷기보다는 조금 힘들지만, 유산소 운동과 근력 운동을 동시에 할 수 있다는 큰 장점이 있다. 30분 동안 걷는다면 약 63Kcal, 같은 시간 동안 빠르게 걸으면 약 120kcal의 열량이 소모된다. 반면 30분 동안 계단을 오르면 그 두 배인 약 220Kcal, 밥 한 공기 분량의 열량을 소모할 수 있어 다이어트에 도움이 된다.

계단을 오르면 심장이 빨리 뛰게 되고 혈액 순환이 원활해지기 때문에 심혈관계 질환 예방에 도움이 된다. 미국의 한 의대 연구에 따르면, 매일 계단 8층 이상을 오르는 사람은 운동을 하지 않는 사람보다 사망률이 무려 33%나 낮았다고 한다.

내려갈 때는 무릎에 부담을 줄 수 있으므로 엘리베이터를 이용하고 올라갈 때는 계단을 이용해 보자. 계단 오르기를 하면서 몸을 꾸준히 움직여 준다면 건강에 큰 도움이 될 것이다.

자전거 타기

자전거 타기는 조깅, 마라톤 등과 달리 관절에 부하를 주지 않는 대표적 유산소 운동으로 꼽힌다. 심폐 기능을 강화시키고, 하체 근력을 키우는 데 매우 효과적이다. 칼로리 소비량이 많아 다이어트에도 효과적이다. 자전거를 1시간 타면 360㎉ 정도 열량이 소모되는 효과가 있다. 1시간 동안 타는 자전거 운동은 1만 보 이상을 걷는 효과가 있다.

달리기와 비교하면 꽤 높은 심박수로 타더라도 숨이 가쁘거나 괴롭지가 않다. 주로 자전거는 밖에서 하는 운동으로, 우리의 뇌가 풍경의 변화와 속도를 만끽하며 즐길 수 있어 정신 건강에도 좋다. 자전거를 규칙적으로 타면 혈당 조절을 쉽게 해 줘 고혈압 환자 평균 혈압을 10mmHg 정도 떨어뜨리는 것으로 알려져 있다. 우리 몸의 근육 45%가 허벅지에 있다고 한다. 어쩌면 우리 몸을 움직이게 하는 많은 에너지가 허벅지에 실려 있다고 해도 과언이 아닐 듯하다. 건강 수명과 비례하는 탄탄한 하체를 만들기 위해 매일 한 시간씩 씩씩하게 자전거 페달을 밟아 보자.

등산

등산은 심신을 단련하고 숲속의 맑은 공기를 마실 수 있다는 점에서 건강에 긍정적 효과를 준다. 등산은 주로 유산소 방식의 동작으로 되어 있어 산소 공급이 많이 필요하며 이 과정에서 심장혈관 및 폐 기능이 향상되어 심혈관계 질환을 예방하는데 도움을 준다. 등산을 꾸준히 하면 체지방 감량에 도움을 줄 수 있다. 등산을 포함한 유산소 운동은 운동 시간이 길어질수록 에너지원이 탄수화물에서 지방으로 전환되기 때문이다. 시간당 보통 400~600kcal를 소비하고 최대 1000kcal까지 소비가 된다고 하니 등산 다이어트의 효과는 조깅, 마라톤보다도 뛰어나다.

문제는 등산이 굉장히 힘들고 고통스러운 여정이어서, 그 어떤 운동보다도 기초 체력이 뒷받침되어야 한다는 것이다. 등산하기 전 약 2주 정도는 매일 가까운 동네 공원을 조깅하거나 파워 워킹으로 걸어 주면 도움이 된다. 몸이 가벼워지고 걷는 속도가 빨라진 것 같다는 생각이 든다면 낮은 산부터 시작해도 좋다.

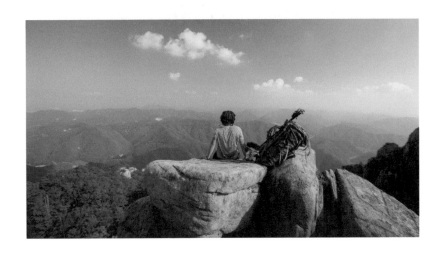

등산에서 가장 중요한 기술은 걷기다. 처음에는 몸이 적응할 수 있도록 천천히 걷다가 차츰 속도를 내도록 한다. 시간과 장소에 따라 걷는 요령이 다르지만, 피로하지 않게 편안한 자세로 걷는 것이 가장 중요하다. 평지, 오르막길, 내리막길, 경사도나 난이도에 따라 다르지만, 한 시간에 3.6㎞ 정도를 걷는 것이 좋다.

초보자는 30분 정도 걷고 5~10분 정도 휴식한다. 이때 가능하면 앉지 말고 서서 쉬는 습관을 갖도록 한다. 중년의 경우는 3㎞ 정도를 40~50분에 걷는 정도의 속도를 유지하는 것이 좋다. 이 정도의 속도는 평지에서 걷는 속도의 절반 정도가 된다.

오르막길에서는 앞 발끝부터 내딛고 신발 바닥 전체를 지면에 밀착시켜 충격을 줄이도록 하며, 호흡과 속도는 일정한 리듬을 유지하면서 천천히 걷도록 한다. 내리막길에서는 발의 앞부분보다 뒤꿈치가 먼저 지면에 닿도록 하는 것이 좋다. 하산 시에는 발목과 무릎에 가해지는 무게가 자기 체중의 3배가 된다. 등산에서 사고가 하산할 때 많이 발생하는 것은 바로 이 때문이다. 그러므로 산을 내려올 때에는 평소보다 무릎을 더 구부린다는 생각으로 탄력 있게 내려와야 한다.

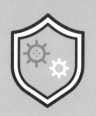

Immunity

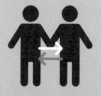

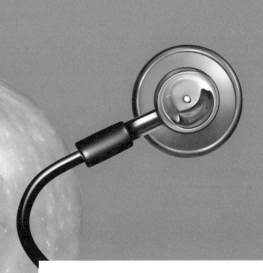

CHAPTER 4

코로나보다 무서운 '코로나 블루!'

1. 마음 스트레칭이 필요한 현대인

●●● 신체 건강만큼 중요한 것이 정신 건강이다. 그런데 코로나19 확산으로 '사회적 거리두기'를 지키기 위해 외부 활동을 자제하고 실내에 머무는 시간이 길어지면서, 너 나 할 것 없이 일상에 큰 변화가 생기기 시작했다. 일상에 큰 변화가 닥치면서 생활은 뒤죽박죽이 되었다. 하루라도 빨리 예전 삶으로 돌아가고 싶은 게 간절한 바람이 되었다.

코로나19 확산으로 심리적 불편을 겪는 이들이 많아지면서 감염 불안, 외부 단절, 경제적·사회적 위기 등을 통해 우울한 감정을 느끼는 '코로나 블루(코로나19와 우울함을 뜻하는 블루(blue)의 합성어)'라는 신조어도 탄생했다. 실제 성인 남녀를 대상으로 한 설문 조사 결과를 보면 10명 중 7명은 코로나19로 우울감을 느끼는 등 '코로나 블루'를 경험했다고 답했다.

답답함과 무기력 증상이 가장 많았고, 주변 사람들에 대한 경계심 증가와 감정 기복, 불면증과 과민 반응을 호소하는 사람들도 많았다. 이런 증상을 겪게 된 원인으로는 코로나가 언제 끝날지 모른다는 불안감, 소득 감소로 인한 경제적인 불안감, 건강 염려, 일자리 감소에 대한 불안감, 취미 활동 제한에서 오는 우울감 등이 꼽혔다.

외출을 삼가다 보니 답답함과 스트레스는 점점 쌓여 가고, 대면 접촉을 꺼리다 보니

2020 코로나 우울 실태 조사

조사 대상 : 성인 남녀 548명   조사 기간 : 20년 9월 9일 ~ 14일

Q. 코로나로 우울감 경험했습니까?

→ 사회적 거리두기 2.5단계 기간 동안

코로나 우울 경험	그렇지 않다
71.6%	**28.4%**

성인 남녀 10명 중 7명은
"코로나 우울 경험했다."

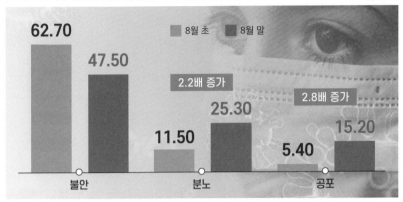

코로나19 뉴스에서 어떤 감정을 가장 크게 느끼는가?　　　　　(단위 : %)

서울대 보건대학원 유영순 교수 연구팀(코로나19 기획 연구단)의 '코로나19와 사회적 건강' 설문 조사 결과

사회적 관계도 끊겨 무기력증도 심해진다. 지역 내 감염병 전파 소식이라도 들으면 불안감이 더욱 엄습해 온다. 여기저기서 코로나 관련 뉴스가 쏟아지니 '언제 어디서 나도 감염될지 모른다'는 불안감에 심리적 안정을 찾을 수가 없게 되었다. 사람들을 만나지 못하니 외롭고 쓸쓸하다. 집 안에서 생활하는 시간이 늘어나면서 일과 육아의 경계가 흐려진 것도 문제다. 물론 코로나 블루는 의학적인 질병이라기보다 사회 현상에 따른 심리적인 증상에 가깝다. 그러나 이런 심리 상태는 결국 신체에도 영향을 미친다. 일부에선 가슴 답답함, 어지럼, 이명, 소화 불량 등의 증상을 호소하기도 한다.

　문제는 코로나 바이러스는 우리 곁에서 사라질 기미가 안 보이고, 어쩌면 평생 함께 살아가야 할지 모른다는 점이다. 코로나19 사태가 장기로 이어져 2차적 정서 불안을 유도할 가능성도 있다. 이제는 스스로 생활을 통제하고 삶의 유연성을 길러야 한다. 무엇보다 감염병은 눈에 보이지 않아 더 두렵다. 코로나19가 언제 잠잠해질지 예측이 어려운 상황인 만큼 물리적 방역만큼이나 심리적 방역이 중요해졌다. 정신 건강은 면역과 밀접하게 관련되어 있기 때문이다. 그 어느 때보다 마

펄린의 스트레스 과정 개념도

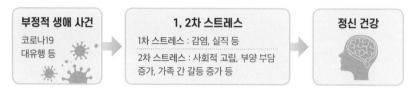

음 방역이 중요한 때이다. 그리고 현재로서는 코로나 블루 극복을 위해 스스로 노력하는 것이 최선이다.

지금 같은 상황에서라면 코로나 블루는 누구나 겪을 수 있으며, 또 충분히 극복할 수 있는 문제다. 단 기존에 정신 건강과 관련한 치료를 받고 있었다면 증상이 더욱 심해질 수 있어 주치의와 상담을 통해 보다 적극적인 해결 방법을 찾는 것이 좋다.

2. 감염병 시대에 발생할 수 있는 정신적 질환 3가지

1. 건강 염려증

건강 염려증은 실제 병에 걸리지 않았고 이상도 없지만, 병에 대해 지나치게 걱정하는 것을 말한다. 특별한 질병 없이 두통, 가슴 두근거림, 소화 장애, 배뇨 장애 등의 증상이 나타나기도 한다. 매일 숨 가쁘게 발송되는 경고 문자와 관련 뉴스는 작은 기침이나 재채기 같은 증상만 있어도 "내가 코로나 바이러스에 감염된 것은 아닐까?" 하는 건강 염려증을 유발한다. 올바른 정보는 감염병 예방과 정신 건강 관리에 도움이 되지만, 잘못된 정보는 오히려 불안감을 가중하고 스트레스만 높인다.

2. 우울증 & 불면증

일반적으로 감염병이 유행하는 시기에는 많은 사람들이 건강 문제에 예민해진다. 큰 병에 걸린 것 같기도 하고 신체의 작은 불편에도 예민하게 반응한다. 툭하면 불면증에 시달리고 자더라도 자주 깬다거나, 식욕과 성욕이 줄어들었는데 원인이 분명치 않다면, 우울증을 의심해 봐야 한다. 수면 부족은 우울증과 같은 정신 건강 문제와 서로 밀접하게 얽혀 있다. 수면 부족은 호르몬 불균형을 야기한다. 또 수면을 제대로 취하지 못해 피로감이 쌓이면 우울감이 나타나 면역력에 악영향을 미친다. 우울감 해소와 면역력 증진을 위해 수면의 질을 높이는 것은 아주 중요한 문제다. 우울증은 신체에도 영향을 끼친다. 우울증을 앓고 있는 여성은 폐경 전이라도 골다공증에 걸릴 가능성이 크다는 연구 결과도 있다.

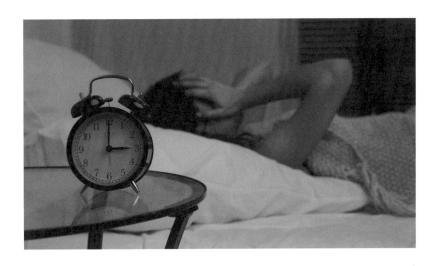

3. 외상 후 스트레스 장애

우리 몸은 일정한 리듬을 유지할 때 건강하고 왕성한 활동성을 유지한다. 과도한 긴장, 부담, 공포와 같은 강한 자극과 한없는 무료함, 허무함, 우울감과 같은 무자극은 몸의 리듬을 깨뜨리는 요소로 작용한다. 감염병이 지역 사회로 확산되면서 외상 후 스트레스 장애를 겪는 사람이 늘고 있다. 피로, 수면 장애, 통증, 면역 저하, 소화 기능 감소, 성욕 감소 등의 증상과 집중력 장애, 의사 결정 능력 손상, 기억 장애, 인지 왜곡, 혼란 등 인지 능력까지 떨어진다. 대인 관계도 점점 약해져 사회적으로 위축된다. 감염병 확진자에게 과도한 경계심과 배척감, 혐오감을 느끼며 지나친 흥분과 더불어 갑작스럽게 충동적 행동을 보일 수도 있다. 적정 수준을 넘은 과도한 공포와 걱정은 면역력뿐 아니라 모든 건강 요소를 해칠 수 있다. 이러한 외상 후 스트레스 장애를 치료하지 않으면 환자의 40%는 가벼운 증상, 20%는 중등도의 증상을 지속적으로 경험한다. 전문가와 상담해 적절한 치료를 받도록 한다.

3. 마음 방역 '코로나 블루' 극복 요령

수면과 기상 시간 규칙적으로 하기

재택근무, 온라인 수업 등으로 자가 격리와 비슷한 생활을 하다 보니, 저절로 생활 리듬이 깨졌다. 마음을 다잡아 보지만 이전과 같은 규칙적인 생활을 하는 것이 생각보다 쉽지 않다. 그동안 집이라는 공간은 '쉬는 공간' 역할이 주 임무였다.

그런데 갑자기 학교, 독서실, 사무실이 되었다. 휴식처이기만 했던 공간을 다양한 기능 처로 탈바꿈시키기엔 마음이 따라주질 않는다.

전문가들은 생활의 규칙과 루틴을 만들라고 조언한다. 처음엔 어렵겠지만 실천하다 보면 개선이 될 것이라고 말한다. 규칙적인 수면과 기상을 유지하는 것을 가장 먼저 실천해 보자. 이것만으로도 코로나 블루를 이기는 데 큰 도움이 될 것이다.

몸은 멀어져도 마음 거리는 가깝게

몸이 멀어진다고 마음까지 멀어져선 안 된다. 사회적 거리두기는 유지하되, 마음의 거리는 가깝게 밀착하도록 한다. 물론 만나지 않는 상태에서 심리적 거리를 가까이 하기란 쉬운 일이 아니다. 이럴 때일수록 전화, 문자, SNS 등으로라도 서로의 근황을 공유하면서 지속적으로 교류하는 것이 좋다. 그 어떤 예방 주사보다 든든한 마음 방역 효과를 누릴 수 있다. 자신뿐 아니라 어린 자녀들과 어르신들이 코로나 블루에 빠지지 않도록 돕는 자세도 필요하다. 좀 더 나아가 소외 계층에 대한 관심도 필요하다. 소외 계층의 위기와 붕괴는 우리 사회 전반의 붕괴로 이어질 수 있다. 그럼에도 소외 계층은 정보 접근성이 떨어져 위기 상황에 더욱 취약할 수밖에 없다. 나만이 피해를 입고 있는 상황이라기보다는 모두가 힘든 시기를 겪어 나가고 있다는 것을 인지하고 주변도 돌아보자.

지나친 '건강 염려증'에 빠지지 말 것

사람마다 건강 관리 방식이 다르듯 이번 코로나19 사태에 대처하는 자세도 다양하다. 실제 병에 걸리지도 않았고 몸에 별다른 문제가 없는데도 병의 모든 증상을 자신에게 대입시켜 다가올 질병이나 장애를 걱정하는 '건강 염려증'을 가진 사람이 있는가 하면, 평소 자신의 건강 상태를 맹신해 특정한 증상이 나타나도 대수롭지 않게 넘기는 건강에 무심한 사람이 있다. 물론 어느 쪽이 맞다 틀리다 논할 수는 없다. 개인마디 가치관과 생활 방식이 다르기 때문이다. 다만 뭐든 지나치면 문제를 불러오는 법이다. 정보 하나하나에 지나치게 촉각을 곤두세우면 불필요한 공포감만 더하게 된다. 과학적 근거가 없는 가짜 뉴스는 의식적으로 무시할 필요가 있다.

코로나 블루를 예방하려면 감염병 유행 상황을 받아들이고 더 이상 압도되지 않게 안정감을 회복하도록 노력한다. 적극적인 손 씻기, 코와 입에 손대지 않기, 사회적 거리두기 등 자신의 감염 위험을 최소화하기 위한 노력을 지속하면 된다. 그리고 이전에 없던 증상이 새롭게 나타났다면 세심한 관심을 갖고, 대처하는 지혜가 필요하다.

장소 불문하고 많이 움직이기

불안감을 지우기 위해서는 몸을 많이 움직이는 것이 좋다. 마스크를 착용하고 넓은 공원에서 햇빛에 노출된 상태로 산책을 하거나 하루 30~60분 정도 야외 운동을 하면서 기분 전환을 해 보자. 가볍게 뒷산을 오르는 것도 좋다. 규칙적인 운동은 우울감을 해소하는 데 효과가 있다. 외출이 여의치 않다면 운동 영상을 보면서 동작을 따라 하는 이른바 홈트레이닝(홈트)을 시도해 보는 것도 좋다. 초보자도 쉽게 따라 할 수 있는 쉬운 단계부터 고난이도까지 다양한 프로그램이 있으니 한번 관심을 가져 보자. 실행이 가장 중요하다. 홈트 경험이 있는 경우라면 평소 자신이 보던 운동 영상으로 하루 30분~1시간 정도 매일 꾸준히 하는 것이 좋다.

불안이라는 것은 염려와 걱정을 바탕으로 확장된다. 그렇게 확장된 불안은 두려움을 동반한다. 분노와 스트레스를 다스리는 방법으로 긍정적인 마음을 갖는 것이 그래서 중요하다. 불만을 말하고, 비판만 한다면 당신의 불안은 더 커질 수밖에 없다. 그러므로 감사할 거리를 더 많이 찾아서 불안이 스멀스멀 올라오는 것을 차단하자. 잘 생각해 보자. 어쩌면 코로나보다 더 무서운 것은 감정적으로 스스로와의 싸움에서 밀리는 것은 아닌지. 현재의 분노가 코로나19가 끝나지 않는 것이 누군가 방역을 잘 지키지 않고 그로 인해 내가 피해를 보고 있다는 생각 때문은 아닌지. 그런데 잘 생각해 보면 우리 또한 피해자인 동시에 가해자임을 인정해야 한다. 따라서 이 싸움이 계속 지속될 수 있음을 우선 인정해야 한다. 곧 끝날 거라는 막연한 기대는 분노의 마음만 키울 뿐이다. 차라리 변화된 지금의 삶에 적응하려고 노력할 때 우리의 분노는 조금씩 나아질 수 있다.

4. 가족끼리 왜 이래! '집콕'이 가져온 가족 갈등

●● 　　재택근무, 온라인 개학 등 코로나19 여파로 온 가족이 가정에 머무는 시간이 늘어나면서 일상의 형태도 많이 변했다. '코로나 블루'에 이어 이제는 '코로나 레드'라는 신조어가 등장했다. 초기에는 질병에 대한 '공포, 불안, 우울'이 주요한 감정이었다면, 최근에는 '분노'의 감정이 앞서고 있다는 뜻이다.

　　평범한 일상이 사라지고 직장과 학교, 취미 생활에 큰 지장을 초래하다 보니 단기적인 우울감을 넘어 '분노'와 '공포'가 번지고 있다. 경제 활동을 하는 데 있어 불편을 넘어 절망스러운 상황으로 이어지다 보니 분노와 스트레스의 감정이 커질 수밖에 없다. 만나야 하는 사람을 못 만나고 가야 할 곳을 못 가는 등 활동 범위가 줄어들다 보니 에너지를 풀 곳이 사라져 분노와 스트레스만 심해진다

문제는 이 같은 분풀이의 대상이 종일 붙어 있는 가족에게 향한다는 점이다. 프랑스에서는 전 국민 이동 제한령을 선포한 직후부터 가정 폭력 건수가 전년 대비 32%, 파리에서만 36% 증가했고 우리나라에서도 아동학대 신고 건수가 지난해에 비해 올해 10.7% 증가했다.

모두가 예민해진 탓이겠지만 부모가 자녀의 태도와 생활 습관 등을 지적하는 과정에서 자녀의 스트레스는 높아지고 이는 우울감, 불안감, 거식증, 자해, 자살 시도 등으로 이어지기도 한다. 함께 시간을 보내는 부부들이 많아지면서 금전 문제, 재택근무 적응 문제, 자녀 온라인 수업 교육 문제 등으로 과도한 스트레스를 받아 부부 관계까지 나빠지면서 이혼율까지 높이는 것으로 해석된다. 실제 통계청 자료를 보더라도 이혼 건수는 코로나 이전보다 이후가 훨씬 늘었다. 이러한 현상은 다른 나라도 비슷한 사정이다.

Tip

부부 관계를 회복하는 대화법

1. 대화의 시작은 부드럽게
2. 비난, 공격보다 요청하기
3. 경멸, 무시하는 표정과 말투 삼가기
4. 변명, 핑계, 거짓말 삼가기
5. 배우자 험담을 다른 사람에게 하지 않기
6. 존중, 감사, 배려하는 마음 갖기

자녀와 갈등을 줄이는 대화법

1. 자녀의 입을 막지 말고, 먼저 듣기
2. 무조건 지시하는 것은 금물
3. 자식 때문에 희생한다고 공치사하지 않기
4. 자녀는 부모와 다른 인격체임을 인정하기
5. 칭찬을 아이에게 보상으로 사용하기
6. 잘못된 행동은 적절히 처벌하기

일본에서는 가족을 피해 집 밖에서 지내고 싶어 하는 사람에게 거주지를 제공하는 비즈니스가 등장했고, 가족 간 갈등은 점점 깊어질 것으로 예상되며, '코로나 이혼(Covidivorce)'도 사회적 문제로 떠오르는 양상이다.

이미 세상은 너무도 많이 달라졌다. 언제 끝날지도 모르는 싸움이라면 이제는 '현재 우리의 삶에 대한 성찰'이 필요한 때가 아닐까 하는 생각이 된다. 분노는 걷어 내고, 코로나 시대의 삶에 적응하기 위한 나만의 생활 방식을 만들어 가는 노력을 기울여 보는 건 어떨까?

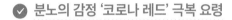 분노의 감정 '코로나 레드' 극복 요령

따로 또 같이, 개인 공간 존중하기

아무리 사랑하는 사이라고 해도 자신만의 공간은 반드시 필요하다. 장소적인 경계가 필요하다는 뜻이다. 이미 많은 부분이 닮아 있는 편한 사이지만, 늘 같은 곳으로 에너지가 집중되면 가족 간 갈등은 심화될 수밖에 없다. 아무리 사이가 좋은 부부도 3시간 이상은 떨어져 지내야 더 돈독해진다는 말도 있다. 자신만의 시간을 가지며 생각을 정리하고, 스트레스를 해소하면 부부 갈등을 줄일 수 있다. 만약 분리할 공간이 없다면 이어폰을 끼는 등 혼자 있는 것처럼 느낄 수 있는 다른 방법을 찾아본다.

침묵의 미학, 30초간 말 멈추기

묵은 감정은 싸움을 일으킨다. 따라서 자신의 생각을 솔직하게 이야기하는 것이 중요하다. 상대방의 행동에 대해 이야기하는 것이 아니라, 내가 주체가 되어 상대방의 행동에 대한 자신의 감정을 표현해야 한다. 화가 날 때는 30초만 말을 멈춰보자. 30초 동안 앞으로 이어질 상황을 상상하고 마음을 정리해 보는 것이다. 감정 대신 이성적으로 상황을 바라보는 시간을 갖는 것이다. 나와 마찬가지로 상대방의 화를 가라앉히기에도 충분한 30초가 될 것이다.

신체 폭력 못지않은 언어폭력

말로 들은 언어폭력은 신체 폭력만큼이나 상처가 크고 더 오래 남을 수 있다. 그래서 싸움을 하다 보면 느닷없이 수십 년 전에 들었던 말을 기억했다가 끄집어내는 것이다. 그래서 말은 칼보다 강하다는 말도 있다. 경멸하거나 무시하는 표정과 말투는 절대 조심한다. 부부 사이의 폭언은 이혼 사유 중 배우자의 부당한 대우에 해당되기도 한다. 거짓말도 삼간다. 신뢰야말로 부부 관계를 지탱하는 기둥이다. 배우자의 험담을 타인에게 하는 것도 금물이다. 순간 화를 참지 못해 제삼자에게 험담을 하면 나쁜 소문이 생길 수 있고, 가족 전체의 위신을 떨어뜨리거나 자신 역시 상황 관리를 못 하는 사람으로 인식될 수 있다. 평소보다 가족과 밀착되는 이 시기, 아무리 화가 나도 가족이기에 조금 더 조심해서 말하고 행동하도록 노력하자.

남편도 능동적으로 집안일에 참여하기

코로나19로 인해 무심하기로 유명한 일본의 남편들이 변하고 있다. 재택근무와 이동 제한령으로 집에 머무는 시간이 길어지면서 아내의 집안일에 눈을 돌리기 시작한 것이다. 남편의 가사 참여율이 가장 낮은 것으로 알려진 일본에서조차 변화가 시작됐다는 뜻이다. 새삼스러울 수 있지만 우리나라의 남편들도 능동적으로 집안일에 참여하는 자세가 필요할 때다. 집안일이라는 게 너무 자주 반복적으로 생길 뿐이지 연속적으로 하는 일이 아니어서 부부가 서로 도와서 하면 크게 어렵지 않다. 하루 이틀이라면 어느 한쪽의 희생으로 가능하겠지만 결과적으로 반복되는 힘든 상황은 결국 가정의 불화를 가져온다. 대부분의 부부 싸움 원인을 살펴보더라도 집안일이 가장 크다. 우선 세부적인 가사 분담표를 작성해서 역할을 분담한 후 시범 기간을 두고 실행해 보도록 하자. 잘 실행한 경우에는 작은 보상을 해 줘도 효과적이다.

'집콕' 자녀와 친해지는 대화법

부모와 자녀가 같이 있는 시간이 늘면서, 소통이 안 돼 서로 답답한 상황을 겪기 일쑤다. 먼저 부모가 집에 있는 상황을 자녀가 어색해하지 않도록 상냥한 말투로 얘기한다. 잔소리나 꾸중, 훈계를 하면 자녀가 마음의 문을 닫고 대화를 거부할 수 있으니 주의한다. 아이의 관심사를 묻고 취미 활동을 함께하는 등 그동안 바빠서 미루거나 하지 못한 활동을 같이해도 좋다. 그동안 쌓인 서운한 점은 없었는지 묻고, 진솔한 대화로 마음의 응어리를 풀어 준다. 아이에게 평소 하지 않았던 칭찬을 하는 것도 도움이 된다. 칭찬은 구체적일수록 좋다. 만약 성장한 자녀들에게 성인의 모습을 기대한다면 자녀를 하나의 인격체로 대하고 그에 걸맞은 대화법을 사용한다. 또 지시보다는 질문으로 대화를 하면 대화하는 과

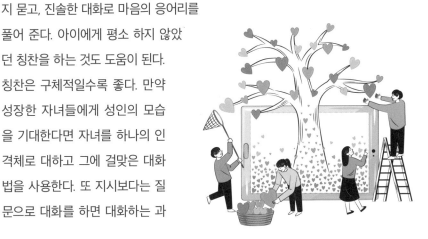

정에서 자녀 스스로 지혜롭게 해결하거나, 자신이 한 말을 지키려고 노력하는 경우가 많아진다. 자식 때문에 희생한다는 공치사는 삼간다. 부모의 의도와 다르게 듣는 아이들에게는 죄책감과 불안감을 유발할 수 있다. 부득이하게 조부모에게 자녀를 맡겨야 한다면 당연한 듯 부탁하기보다 감사함을 물심양면으로 표현하도록 한다.

내 마음 건강 괜찮은 걸까? 주변의 도움 받기

스스로 통제할 수 없는 감정이 계속해서 느껴진다면 주변의 도움을 받는 것도 괜찮다. 코로나19 심리지원단에서는 코로나19로 인한 불안, 우울, 스트레스 등 심리적 문제를 해결하기 위해 전화 상담, 문자 전송 등을 통한 정보 제공, 정신 건강 평가, 고위험군 선별 및 치료 연계 등 심리 지원 서비스를 제공하고 있다. 한국심리학회 전문가를 통한 심리 상담도 가능하다. 가족 관련 상담이 필요할 때도 언제든 전화해 보자.

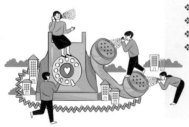

❖ **건강가정지원센터** ☎1577-9337
❖ **다누리콜** (다문화가족지원) ☎1577-1366
❖ **가족상담전화** ☎1644-6621
❖ **코로나19 관련 돌봄 지원 서비스**
  • 여성가족부 - 아이돌봄서비스, 공동 육아 나눔터, 청소년방과후아카데미
  • 보건복지부 - 어린이집 긴급보육
  • 교육부 - 유치원·초등학교·특수학교 긴급돌봄

천차만별 영양제, 내 몸에 맞게 먹는 법

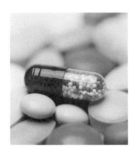

팬데믹 영향으로 건강에 대한 관심이 더욱 높아지면서, 면역력에 좋은 음식부터 건강 기능 식품 등의 영양제에 대한 관심이 늘고 있다. 만병통치라는 홍삼을 비롯해 기관지에 좋다는 배즙, 피로 회복에 좋다는 포도즙, 여자라면 꼭 먹어야 한다는 철분과 감마리놀렌산, 그 외에도 오메가3, 엽산, 비타민C 등이 식탁 위에 터줏대감처럼 자리 잡은 지 오래다. 너무 많은 정보에 노출이 되면서 어떤 영양제를 골라야 할지 고민도 커졌다.

한 조사 결과에 따르면 현대인 10명 중 7명꼴로 건강 보조 식품을 섭취함으로써 심리적 안정감을 느끼는 것으로 나타났다. 복용 경험이 가장 많은 건강 기능 식품은 비타민C(67.3%, 중복 응답)와 종합 비타민(61%)이었다. 이어 오메가3 지방산(43.7%)과 홍삼(43%), 프로바이오틱스(39.6%), 건강즙(37%), 비타민D(35.6%), 유산균(33.9%) 등이 뒤를 이었다.

실제로 다른 나라보다 우리나라의 경우 건강을 걱정하는 사람들이 많은 것으로 나타난다. 사실 균형 잡힌 식습관이 있다면 영양제는 굳이 필수가 아니다. 하지만 영양 균형이 잡힌 식단을 매일 섭취하기 어려운 현대인들의 부실한 영양 섭취 습관에는 영양제가 도움이 될 수 있다. 그렇다고 이것저것 많은 종류의 영양제를 무턱대고 섭취한다면 부작용만 따른다.

모두에게 똑같이 좋은 음식은 없다. 똑같은 음식이라도 어떤 사람에겐 효과적인 반면에 어떤 사람에게는 독처럼 작용할 수 있다. 음식의 유효한 성분만 추려 낸 건강 기능 식품은 더욱 그렇다. 건강 기능 식품은 건강한 식생활을 유지하면서 부족해지기 쉬운 성분 등을 보충해 주는 '보조 식품'일 뿐이다. 병을 예방하거나 치료하기 위한 의약품이 아니므로 약을 대신할 수는 없다. 따라서 맹신은 곤란하다. 만약 질병 치료가 목적이라면 반드시 의사에게 진찰을 받고 적합한 의약품을 처방받아 복용해야 한다. 그리고 만성질환이나 평소 꾸준히 복용하는 약이 있다면 사전에 정보를 제공해야 한다.

영양제를 고를 때는 사전에 병원, 클리닉, 약국 등에서 전문가와 상담을 받는 것이 좋다. 내 몸에 필요한 것은 섭취하고, 불필요한 영양제는 과감히 줄여야 한다. 아무리 좋은 음식도 지나치면 몸에 해로운 법, 미네랄 중 마그네슘과 철분을 과다 섭취할 경우 구토나 설사, 소화 불량 등의 증상이 나타날 수 있고, 칼슘 과다 섭취는 신장 기능을 저하시킬 수 있듯이 과유불급(過猶不及)인 것이다. 반드시 제품에 기재된 섭취량과 섭취 방법을 따라야 한다.

음식에 궁합이 있듯이, 영양제도 궁합이 있다!

천차만별인 영양제, 비싼 돈을 들여 갖가지 영양제를 사놓고 한꺼번에 먹는 사람이 많다. 이때 각각의 약물 성분과 영양소 성분이 서로 흡수를 방해하거나 약효를 떨어뜨리는 등 악영향을 끼칠 수도 있다. 영양제도 궁합이 있어, 잘 어울리는 종류가 따로 있다. 궁합이 좋은 영양제는 같이 먹으면 효과가 높아지지만, 궁합이 나쁜 영양제를 함께 먹으면 체내 흡수율이 떨어지거나 몸에 부작용을 유발하는 등 역효과를 낼 수 있다.

오메가3를 섭취할 때 혈압 조절 효능이 있는 코엔자임Q10과 함께 섭취하면 콜레스테롤 수치 감소 효과를 높일 수 있다. 마그네슘, 비타민D는 칼슘과 함께 섭취하면 칼슘의 효과를 높여주는 역할을 한다. 반면 종합 비타민과 철분을 함께 섭취하면 종합 비타민에 들어있는 마그네슘과 칼슘이 철분의 흡수를 방해한다. 루테인에도 비타민A 성분이 있으므로 비타민A 과잉증

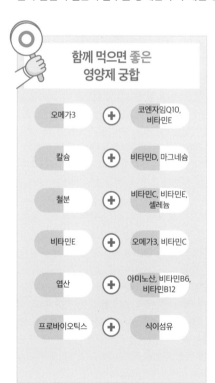

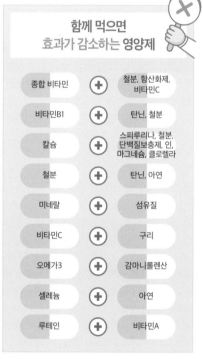

이나 설사를 유발할 수 있다. 이외에도 함께 섭취하면 도움이 되는 성분이 있는가 하면 오히려 해가 되는 건강 기능 식품이 많다. 따라서 영양제를 고를 때는 반드시 전문가의 도움을 받도록 한다.

잘못 먹으면 독! 주의할 영양제 복용법

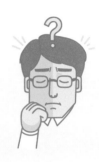

① 규칙적으로 복용하지 않으면 효과가 떨어진다.
　매일 먹는 습관을 들이자.
② 영양제를 다른 약과 함부로 섞어 먹어서는 안 된다.
③ 비타민도 상한다. 개봉 후 6개월 안에 복용하고
　그 이상이 지났다면 과감히 버린다.
④ 알약은 습도에 약하기 때문에 냉장고에 보관하면 안 된다.
⑤ 영양 권장량이 모든 사람에게 똑같이 적용되는 것은 아니다. 일일 권장량보다
　조금 더 섭취하는 편이 좋다.
⑥ 홍삼을 복용 중인데 수술을 앞두고 있다면, 수술 전후 1주일씩은 홍삼 복용을
　중단한다.
⑦ 영양제는 충분한 물(종이컵 한 컵 반 이상)과 함께 복용해야 흡수가 잘된다.
⑧ 합성 비타민보다 천연 비타민이 체내 흡수가 잘된다. 라벨을 잘 살펴본다.
⑨ 불면증이 있다면 비타민B군은 밤늦게 먹지 않는다.
⑩ 커피와 영양제를 함께 복용하면 효과는 뚝 떨어진다. 커피 속 카페인이 흡수를
　방해하기 때문이다.

흡수율 높이는 영양제 섭취 황금 시간대

영양제의 핵심 성분을 잘 흡수시키기 위해서는 먹는 시간이 중요하다. 먼저 기상 후, 아침 식사 전에 '유산균'을 섭취하면 효과적이다. 유산균의 경우 위산과 만나는 시간이 짧을수록 좋기 때문이다. 이때 빈속에 물 한 잔을 마신 뒤 먹으면 유산균 생존율을 좀 더 높일 수 있다. 반드시 아침 식전이 아니더라도 유산균은 매일 같은 시간에 섭취하는 게 좋다. 띄엄띄엄 먹거나 중단하면 장내 유산균 수가 줄어들기 시작하고 2주가량 지나면 원래 장 상태로 되돌아간다.

'비타민B' 또한 아침 식전(공복) 섭취가 효과적이다. 비타민B는 피로, 스트레스 완화, 면역력 강화에 도움을 주지만, 수용성이어서 기름이 있으면 흡수가 어렵다. 아침 식사 전에 복용하면 밤사이 몸에 쌓인 노폐물 배출에 도움을 준다. 그 외의 비타민들은 온몸에 에너지를 공급하면서 피로를 풀어 주는 역할을 하므로 아침에 복용하는 깃이 좋다. 아침 식사 중이나 직후에는 종합 비타민 등 비타민A, B, C 등을 섭취한다. 비타민A의 경우 지용성이기 때문에 식사 후에 흡수가 잘되며, 비타민B, C의 경우 활력을 위해 아침에 섭취하는 것이 좋다. 비타민D는 시간과는 상관없이 무조건 식사 후에 섭취를 권한다.

우리 몸에 꼭 필요한 오메가3는 지용성이라 지방과 같이 섭취해야 흡수가 잘된다. 따라서 점심 식사, 혹은 저녁 식사 직후에 먹는 것이 좋다. 오메가3는 담즙산에 의해 흡수가 되는데, 식사를 해야 답즙산이 많이 분비되기 때문이다. 오메가3 복용 후 속이 메스껍거나 더부룩하다고 느껴진다면 하루 중 가장 활발한 활동량을 보이는 점심 식사 직후에 섭취하도록 해 보자. 도움이 될 것이다.

눈 영양제 루테인은 지용성 비타민이기 때문에 식사 직후에 복용하도록 한다. 루테인은 노화로 인해 감소될 수 있는 황반색소 밀도를 유지하여 눈 건강에 도움을 준다. 가급적 아침 식사 직후에 먹는 걸 권장한다. 칼슘제는 저녁 식사 이후가 좋다. 체내 칼슘은 낮에는 축척되고 밤에는 빠져가는 주기를 갖고 있어 저녁에 더 보충이 필요하기 때문이다. 신경을 안정시키는 효과도 있어 숙면에도 도움이 된다.

이렇듯 영양제마다 흡수율이 좋은 황금 시간대가 따로 있다. 잘못 먹는 영양제는 오히려 건강을 해칠 수 있고, 제때 먹지 않으면 영양분은 흡수되지 않고 그대로 배출되고 만다. 영양

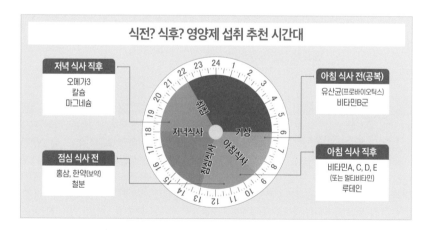

식전? 식후? 영양제 섭취 추천 시간대

저녁 식사 직후
오메가3
칼슘
마그네슘

아침 식사 전(공복)
유산균(프로바이오틱스)
비타민B군

점심 식사 전
홍삼, 한약(보약)
철분

아침 식사 직후
비타민A, C, D, E
(또는 멀티비타민)
루테인

제 섭취 시간만 잘 지켜도 좀 더 효과적으로 영양분을 흡수하고, 아무 때나 먹을 때보다 몸이 좋아지는 것을 느낄 수 있을 것이다.

연령대별 추천 영양제

영유아~청소년기
(*필수 : 종합 영양제)

신체의 모든 성장이 이루어지는 시기인 만큼, 균형 잡힌 영양 섭취가 필수적으로 요구되는 시기다.

추천 영양제
- **종합 영양제** - 아연이 함유된 종합 영양제 추천
- **칼슘+마그네슘+비타민D** - 성장과 뼈를 튼튼하게
- **스피루리나 or 클로렐라** - 편식 등으로 인한 단백질 보충

20~30대
(*필수 : 비타민 B군)

학업과 진로, 직장 생활 등으로 고민이 많은 시기로, 에너지를 가장 많이 쓰고 만성 스트레스에 시달리기 쉽다.

추천 영양제
- **비타민B군(B1, B2, B5, B6, B9, B12) 영양제** - 에너지 대사에 도움
- **비타민D** - 뼈 건강과 근력 발달은 물론 면역력 강화에 도움
- **간 영양제** - 알코올 분해와 피로 회복, 스트레스 완화에 도움

40~50대
(*필수 : 미네랄, 항산화제)

 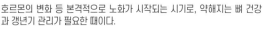

호르몬의 변화 등 본격적으로 노화가 시작되는 시기로, 약해지는 뼈 건강과 갱년기 관리가 필요한 때이다.

추천 영양제
- **셀레늄** - 남성의 경우, 남성호르몬인 테스토스테론의 생성을 돕는다.
- **비타민D, 칼슘, 마그네슘** - 여성의 경우, 골다공증 예방과 혈관 노화 예방에 도움
- **비타민C** - 노화의 원인이 되는 활성 산소 제거
- **코엔자임Q10** - 에너지를 만들고 고지혈증 약의 부작용을 덜어 줌
- **오메가3 지방산** - 중성 지방과 콜레스테롤의 수치를 낮춰 줌

폐경기 이후, 여성의 필수 영양소
- **엽산** - 부족 시 체중 감소, 체력 저하, 빈혈, 두통 등이 나타남
- **칼슘** - 새로운 뼈세포가 점점 줄어들게 됨으로, 보충이 필요함
- **오메가3 지방산** - 심장 질환 발병률을 줄여 줌
- **비타민D** - 부족 시, 뼈가 약해지고 골다공증에 걸릴 수 있음
- **비타민B12** - 부족 시 피로, 체중 감소, 기억력 감퇴, 우울증, 치매에 걸릴 수 있음

60대 이상
(*필수 : 오메가3)

 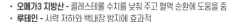

각종 질병에 취약한 만큼 전체적으로 부족한 영양소를 보강할 시기다.

추천 영양제
- **오메가3 지방산** - 콜레스테롤 수치를 낮춰 주고 혈액 순환에 도움을 줌
- **루테인** - 시력 저하와 백내장 방지에 효과적
- **종합 영양제** - 단백질과 필수 아미노산, 비타민, 미네랄 등의 영양 성분 골고루 함유

면 역 력 필 수 시 대

당신의 **면역력**은
안녕하십니까?

1판 1쇄 인쇄 : 2020년 12월 19일

지은이 : 성민경, 전인수
펴낸이 : 이옥란
펴낸곳 : 미래출판기획
디자인 : 이보림
찍은곳 : 대성프린팅
책임편집 : 이은아

주소 : 서울 영등포구 국회대로 780 여의도 LG에클라트빌딩 1137호
전화 : 02-786-1774
팩스 : 0504-021-5919
이메일 : dldhrfks@hanmail.net
출판신고 : 제2007-000109호
잡지등록 : 영등포, 라00363

※ 값은 뒤표지에 있습니다.

ISBN 979-11-85047-34-8 (13510)